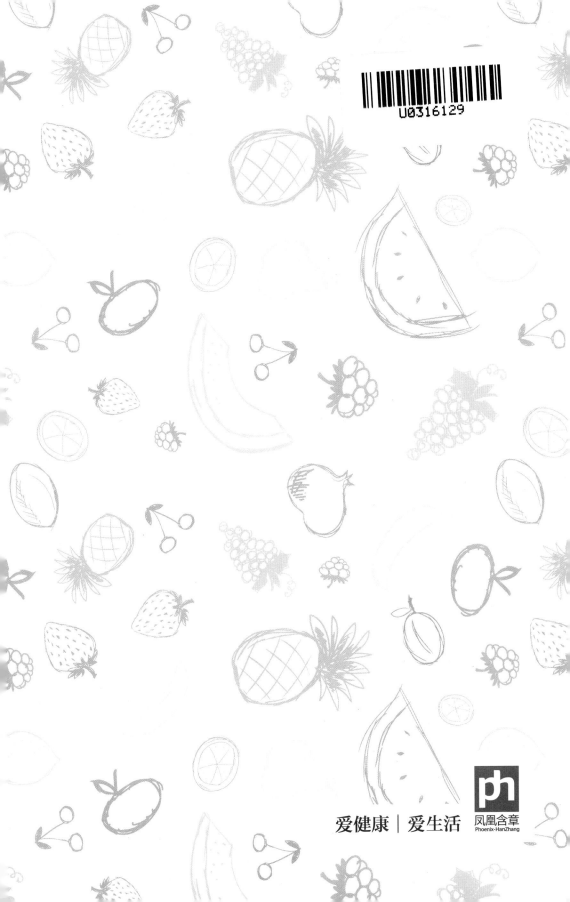

U0316129

爱健康 ｜ 爱生活　凤凰含章
Phoenix-HanZhang

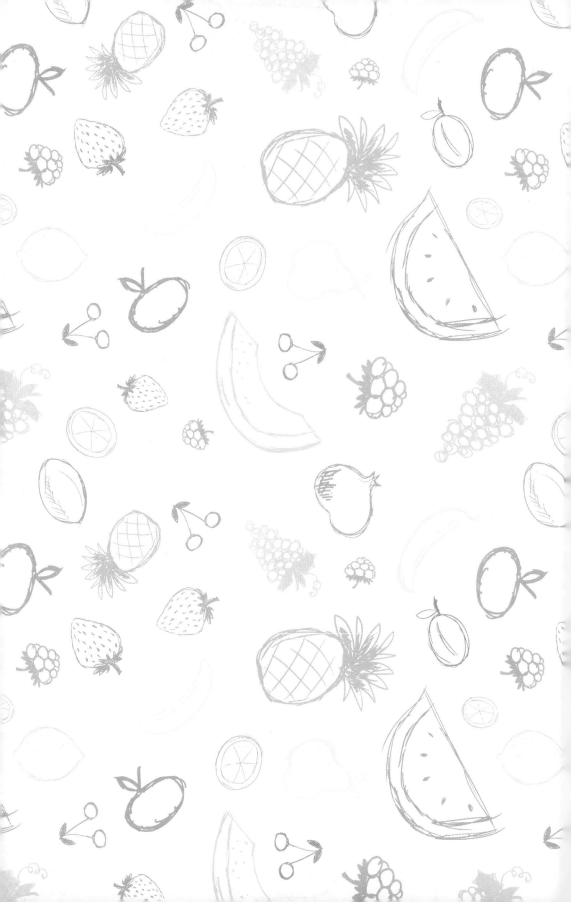

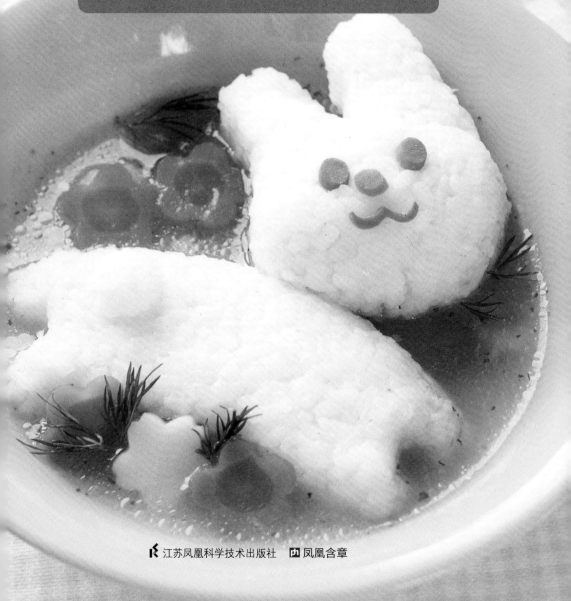

叶庭吉 李婉萍 主编

婴幼儿饮食，这样吃最健康

江苏凤凰科学技术出版社　凤凰含章

为您解答新手父母最关注的喂养问题

本人连续4年3胎的增产，历经了与新手妈妈一样的担忧，当时带着5本营养教科书去月子中心认真地看，慎重仔细地查询了许多新手父母都会问的问题。虽然在临床上已受过专业训练，能回答父母这些相关问题，但第一次当妈妈时，仍不免经历一段手足无措的过程，至今回想起来都不禁莞尔。

每个孩子都是父母的宝贝，当了父母，总想给孩子最好的。宝宝所吃的第一口与今后的每一口，都希望是最健康且营养的食物，让宝宝吃出聪明头脑、强健的身体，父母亲寄予深切的期望。

在临床上，有些家长对于何时要喂食副食品的时间不清楚，以及要如何准备副食品的内容有所困惑。有些喂母奶的妈妈过于重视喂母奶，而忽略副食品的添加，有些宝宝从不厌奶，以至于忽略了副食品的摄取。"宝宝饮食与体重"是所有父母很关心的问题，因此着手写副食品的内容，是希望将营养知识以方便的做法应用到食谱上，让新手爸妈都能尝试自己做副食品。

父母必须重视宝宝吃副食品的时间和内容，因为一旦拖延，宝宝就不容易断奶；并因为热量摄取不够，容易体重偏轻；不喜欢咀嚼食物，会影响肠道消化吸收，而且因为从小接触的食物不够多样化，容易有偏食的倾向。

这本书是融合我带3个孩子的副食品经验与营养专长，再加上临床咨询与平日演讲经验的汇集，希望能提供给新手父母最实际的营养资讯参考，让每个新手爸妈都能轻松享受初生之喜。书中内容非常适合新手妈妈阅读，因为所提供的育儿宝宝常见的哺乳和饮食问题，都是以问与答的方式，回复很多新手爸妈常见的疑问。提供"营养的食物，正确的副食品观念"，提供父母副食品的准备指南。相信各位读者看完这本书，有了育儿饮食知识后，都能像我生第三胎一样，悠哉地坐月子，不被育儿饮食问题所困扰。

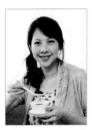

李婉萍

现职：中国台湾荣新诊所营养师
学历：中国台湾静宜大学食品营养系
经历：中国台湾台北马偕纪念医院营养师
中国台湾台北市第五届营养师会员代表
著作&审订：
《坐月子调理保健食谱》
《孩子健康聪明就要这样吃》
《洗肾饮食全书》

认证与专长：
中国台湾营养师证书
中国台湾丙级厨师证照
中国台湾糖尿病卫教师（CDE）
中国台湾体重管理营养师
中国台湾血液透析专科营养师训练认证
中国台湾台北市心血管专业训练人员认证
中国台湾呼吸照护营养师训练认证
中国台湾功能医学研讨会认证

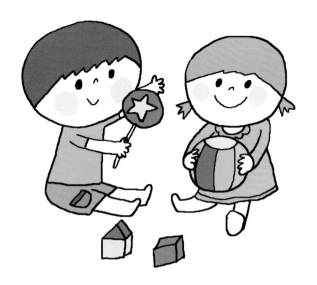

新手父母必备喂养工具书
聪明宝宝这样吃最健康！

两年前我编著完成本书后，自觉给了新手父母一些新生宝宝护理上的指引，也获得了良好回响。

不过，近来发现家长照顾宝宝有些新的观念可以增加在书中，期望增加内容后可以对家长怎样照顾新生儿，尤其是该怎么吃最正确、最健康能有所帮助。因为有正确的营养供给，宝宝才能健康成长。

很荣幸能在马偕医院及马偕医院小儿部服务，感谢我所有的同事协助我照顾小儿病患，让我积累经验及知识能协助完成此书，供大家参考。另外感谢人类智库出版集团、江苏凤凰科学技术出版社和凤凰含章文化传媒（天津）有限公司协助出版。

叶庭吉

现职：中国台湾马偕医院小儿部资深主治医师

CONTENTS

PART 1 【0~3个月新生儿阶段】
母乳宝宝 配方奶宝宝

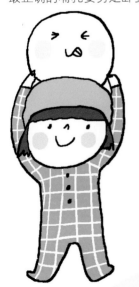

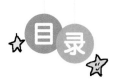

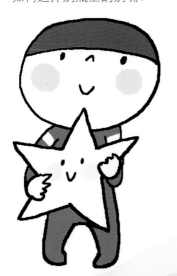

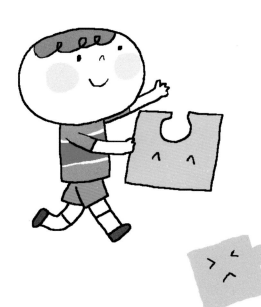

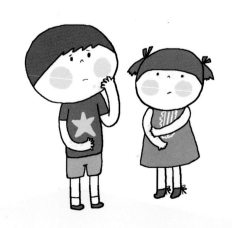

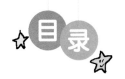

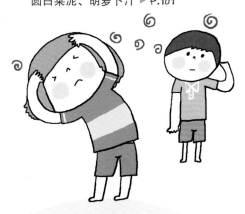

7～9个月宝宝吃副食品

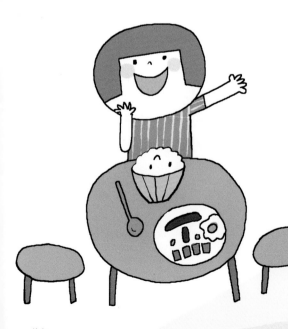

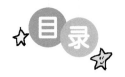
10～12个月宝宝吃副食品

喂副食品要注意哪些事？

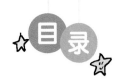

PART 3

【1~3岁】
宝宝和大人共食

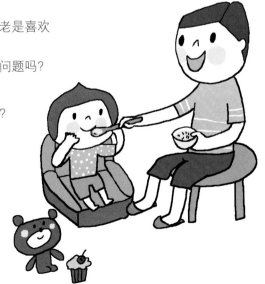

有刺激宝宝喜欢吃蔬菜的好方法吗？

1～3岁的宝宝每天要吃多少水果？

可以用蔬果汁代替新鲜蔬果吗？

吃水果有禁忌吗？

水果可以完全取代蔬菜吗？

冰冷的食物有分量限制吗？

宝宝可以吃冰品吗？

可以骗宝宝吃东西吗？

宝宝也有厌食症吗？

酸奶对宝宝的好处？

油炸食物怎么吃才健康？

用菜汁、勾芡汁拌饭很营养？

宝宝1岁后，就可以随意吃大人的食物了吗？

宝宝噎到时怎么办？

1岁后的宝宝，要继续吃磨碎的食物吗？

巧克力、可乐中也有咖啡因吗？

能吃就是福吗？

宝宝习惯用左手拿餐具，应该矫正吗？

如何帮宝宝戒掉吃垃圾食物的习惯？

宝宝在速食店会吃到什么？

垃圾食物对宝宝的影响？

三餐之外，还需要提供孩子点心吗？

如果因为正餐吃得少，就可给点心吗？

吃健康点心的原则？

如何选择适合幼儿的点心？

零食跟点心一样吗？

有没有健康的点心？

让宝宝产生吃饭兴趣的好方法？

如何把吃饭变得很有趣？

如何培养宝宝尝试吃新食物的欲望？

用餐气氛可以营造吗？

什么是好的饮食习惯？

如何教导正确的饮食习惯呢？

偏食就是挑食吗？

宝宝为何会偏食？

偏食怎么办？

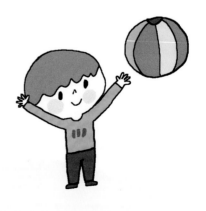

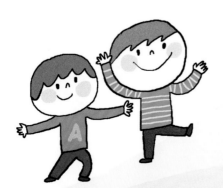

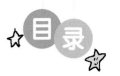
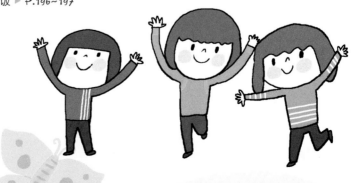

如何使用本书

● **依婴幼儿成长做篇章呈现**

【0~3个月母乳宝宝】
【0~3个月配方奶宝宝】
【4~6个月】
【7~9个月】
【10~12个月】
【1~3岁】

● **以QA及重点加粗字提高阅读效率**

所有喂养问题，都以QA呈现；在答案的部分，特聘马偕小儿部主治医生叶庭吉回答，除了简洁扼要的说明之外，还以重点加粗字做重点提示，没有时间的新手父母，可以先从重点加粗字开始阅读。

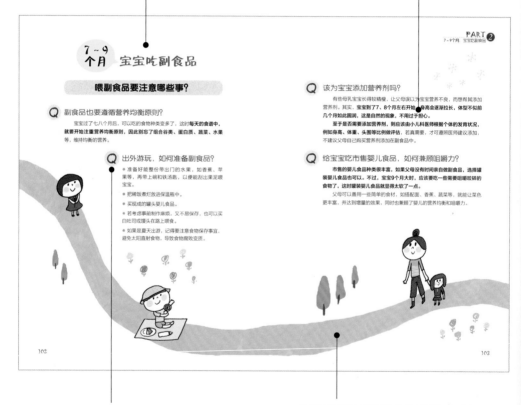

7~9 个月 宝宝吃副食品

喂副食品要注意哪些事？

Q 副食品也要遵循营养均衡原则？

宝宝过了七八个月后，可以吃的食物种类变多了，这时每天的食谱中，就要开始注重营养均衡原则，因此别忘了组合谷类、蛋白质、蔬菜、水果等，维持均衡的营养。

Q 出外游玩，如何准备副食品？

· 准备好能整份带出门的水果，如香蕉、苹果等，再带上碗和铁汤匙，以便能刮出果泥喂宝宝。

· 把稀饭装烂放进保温瓶中。

· 买现成的罐头婴儿食品。

· 若考虑事前制作麻烦，又不易保存，也可以买白吐司或馒头当作路上喂食。

· 如果是夏天出游，记得要注意食物保存事宜，避免太阳直射食物，导致食物腐败变质。

Q 该为宝宝添加营养剂吗？

有些母乳宝宝长得较精瘦，让父母误以为宝宝营养不良，而想帮其添加营养剂。其实，宝宝到了7、8个月左右开始，会抽高速渐拉长，体型不似前几个月如此圆润，这是自然的现象，不用过于担心。

至于是否需要添加营养剂，则应该由小儿科医师根据个体的发育状况，例如身高、体重、头围等比例做评估，若真需要，才可遵照医师建议添加，不建议父母自己购买营养剂添加在副食品中。

Q 给宝宝吃市售婴儿食品，如何兼顾咀嚼力？

市售的婴儿食品种类很丰富，如果父母没有时间亲自做副食品，选择罐装婴儿食品也可以。不过，宝宝9个月大时，应该要吃一些需要咀嚼咬碎的食物了，这时罐装婴儿食品就显得太软了一点。

父母可以善用一些简单的食材，如搭配面、香蕉、蔬菜等，就能让菜色更丰富，开达到增量的效果，同时也兼顾了婴儿的营养均衡和咀嚼力。

102　　103

● **点出新手父母最关心的喂养问题**

第一次当爸妈的新手父母，总是担心宝宝吃不饱、营养不够，本书针对幼儿喂养会遇到的问题，做完整且清楚的收录整理。

● **以活泼可爱的插画做点缀**

教养书最怕就是给人以严肃、有距离感，为了亲近读者及有效阅读，让正沉浸在迎接新生命喜悦中的父母感同身受，特别以活泼的小娃儿插画贯穿整本书，而且每一页的插画都不尽相同，在赏心悦目之余，又能让新手父母掌握喂养宝宝的饮食知识。

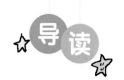

● **职业妈妈都能轻松上手的食谱**

所有食谱，都是来自于拥有专业背景的荣新诊所营养师李婉萍，她身为3个孩子的妈妈，分享自己在带宝宝过程中所用的食谱；且考虑到职业妈妈时间有限，所以在烹制做法上，提供简单不麻烦，而能满足宝宝需要营养的食谱。食谱的区分为婴幼儿4~6个月、7~9个月、10~12个月副食品，及适合1~3岁宝宝与父母共食的食谱。

● **食谱QA点出婴幼儿就该这么吃**

针对婴幼儿食谱中，营养师为什么要开这道食谱，或是此时的宝宝需要哪些营养素等相关问题，一一用QA作说明。

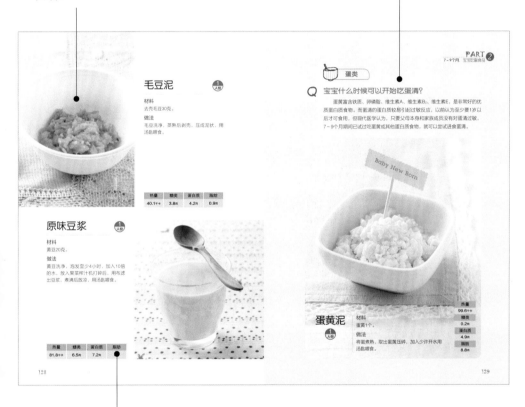

● **列出婴幼儿所需营养成分**

每一道食谱，都请营养师针对婴幼儿列出所需的营养素，分别为热量、糖类、蛋白质、脂肪。

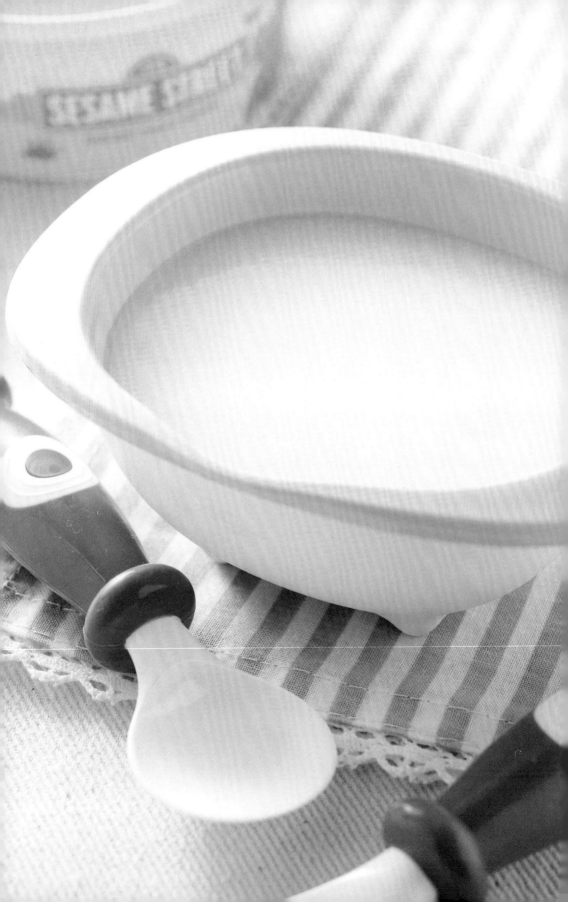

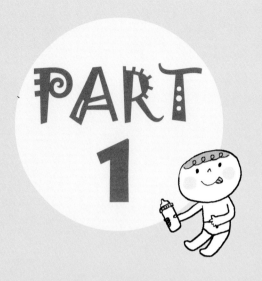

PART 1

0~3个月新生儿阶段

母乳宝宝．配方奶宝宝

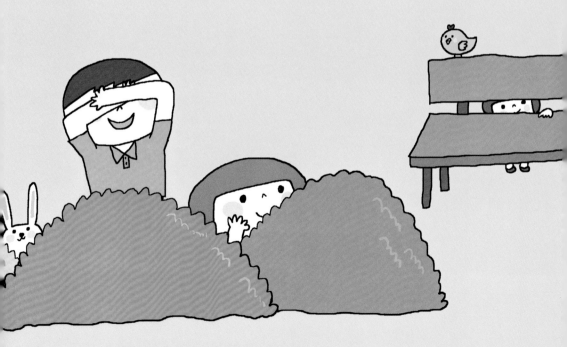

【新生儿阶段】母乳宝宝

为什么要给宝宝喝母乳？

Q 母乳是唯一针对宝宝的食物？

母乳可说是大自然中唯一针对宝宝所设计的食物，含有上千种以上的营养素，能完全提供宝宝6个月前的所有营养，如乳清蛋白、乳糖、脂肪酸、矿物质。研究指出，即使宝宝1岁后，母乳仍可持续提供适当的营养素，尤其是蛋白质、脂肪及多种维生素。

Q 初乳为宝宝的第一剂预防针？

乳房第一次分泌的奶水即为"初乳"，就是产后约1星期所分泌出来，呈淡黄色、带点黏稠性的母乳。初乳富含高单位的蛋白质和维生素，而碳水化合物及脂肪含量，比在3～5天后所分泌的母乳低，因此是低脂低糖，含有大量的矿物质，特别是钠，更是成熟乳的3倍以上，有促进胎便排泄的重要功能。此外，初乳含有抗体，能帮助新生儿宝宝抵抗感染过母体的病毒。

出生后头几天的初乳，是宝宝的第一剂预防针，含大量的免疫球蛋白，能对抗细菌和病毒，减缓导致过敏的蛋白对宝宝的影响。此外，也有大量的白细胞，具杀菌和抵抗病毒的作用，另有抑菌物质乳铁蛋白（Lactoferrin），可降低宝宝体内坏菌的生长。

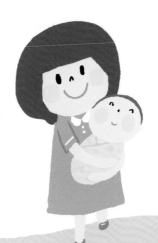

 初乳有助宝宝抵抗疾病

根据"日本家族计划协会"的研究，初乳能帮助新生儿抵抗破伤风菌、百日咳菌、肺炎链球菌、葡萄球菌、白喉杆菌、沙门杆菌，甚至对流行性感冒病毒、麻疹病毒等，都能有效抵御。

Q 喝母乳的宝宝较聪明？

出生头几个小时是建立母子关系的重要时刻，也是现今推广母婴同室的重点。母子熟悉彼此的感觉、气味和影像，对亲子关系有一定好处。

许多研究报告都显示，喝母乳的宝宝，罹患呼吸道感染、中耳炎、腹泻的几率都较低；儿童期的糖尿病、癌症、过敏性疾病发生率都有可能降低。

此外，研究发现，**母乳宝宝智商平均较高，或许是营养对智能上的影响。除了营养层面，妈妈亲自哺育母乳时，宝宝必须努力用嘴吸吮才能吸出乳汁，可借此促进肌肉和下颚的发育，增强日后咀嚼食物的能力。**

Q 喝母乳的宝宝较独立？

宝宝除了有生理上的需求，也有被爱抚、关怀的心理需求。研究儿童心理的专家指出，当婴儿的需求被充分满足时，将来个性会较独立，若父母愿意在前3年多花点心思陪伴他成长，日后的教养将更省力。

让宝宝喝母乳并不会让他们变得过于依赖，反而有许多研究发现，母乳宝宝会因为有更多的安全感而变得独立。宝宝自己会决定要何时断乳，当然也需要妈妈的正向鼓励，才能让孩子学习独立。

Q 早产儿更要喝母乳？

妈妈从怀孕开始，身体就开始分泌荷尔蒙，让乳房组织发生变化，替未来分泌母乳而预作准备。**母乳的成分会随着妈妈的怀孕周数、宝宝的喂食时间而有所变动。例如：早产儿母亲所分泌的乳汁中，含有较高的蛋白质、脂肪、钠、镁及甲型球蛋白，最适合早产儿的需求。**

乳汁中的脂肪含量，会有前后的差别。在同一次喂奶时，前奶的脂肪含量较后奶的脂肪含量低，但前奶的奶水量和蛋白质含量较高。宝宝一开始会先吸到前奶，当吸吮动作减缓，停下来休息时，表示开始吸后奶了，后奶的奶水量虽不大，却可以让宝宝较易产生饱足感而自动停止吸吮。

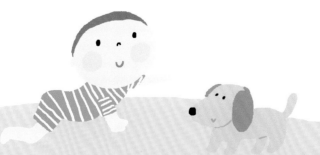

如何正确哺乳?

 顺利哺乳的步骤?

- **洗净双手:** 哺乳前,为了保护宝宝不被细菌感染,务必要先用肥皂将双手洗净。

- **清洁乳头周围的肌肤:** 用干净纱布沾取温水后,擦拭乳头周围肌肤。

- **让乳头变软:** 用拇指和食指,垂直下压乳晕,然后采用双指往中间挤压的方式挤奶,并且变换手指头的位置,直到乳头变软为止,需要做5~6次。

- **保持正确且舒服的姿势:** 正确的哺乳姿势,包括直立式、摇篮式、橄榄球式等。

- **确认宝宝含乳正确:** 宝宝的嘴要整个含住妈妈的乳晕,嘴唇向上翻起是最佳状态,同时也要观察宝宝吞咽的情况。

父母有人过敏,最好喂母乳

如果父母双方任一方是过敏体质,宝宝有过敏体质的几率就会增加,为了降低过敏几率和严重度,医学界建议在宝宝1岁前,应该尽量哺育母乳,或至少哺乳6个月以上。

哺育母乳能降低患乳腺癌几率

哺育母乳能减少停经前患乳腺癌、卵巢癌的发生几率,同时可降低贫血的程度、减少膀胱及其他感染,以及停经后关节炎和脊椎骨折等疾病的发生几率。

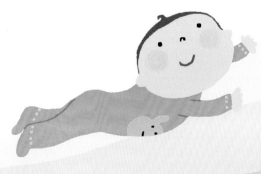

Q 最正确的哺乳姿势是卧姿?

卧姿

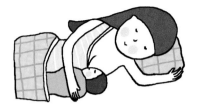

妈妈躺在床上，膝盖微微弯曲，可放个枕头在头下、两腿间及背后，一侧的手放在宝宝的头下方，并支撑他的背部，这可说是最舒适方便的喂奶姿势。

坐姿

橄榄球式：

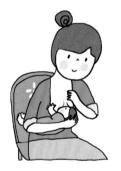

❶ 坐着时，双脚垫高，膝盖上放1个枕头。

❷ 像抱橄榄球一样，用手托住宝宝的头。

❸ 用手支撑宝宝的身体，让他的脚在你的背后。

❹ 或用手臂夹住他的身体。

摇篮式：

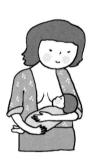

❶ 同橄榄球式。

❷ 让宝宝的头枕在你的手肘。

❸ 用前手臂支撑宝宝的身体，让他贴近你的胸腹。

❹ 让他一只手绕在你的背后，一只手放在你的胸前。

如何判断宝宝有没有饱足？

避免瓶喂，能让宝宝更快学会吸母乳？

许多医院已经实行在宝宝一出生后，当妈妈还在产台上时，就把新生儿放在妈妈的怀里，让他自然地寻找妈妈的乳房，含住乳房并开始吸吮。同时也要特别留意，**在宝宝前2～3周大时，要尽可能减少用奶瓶喂奶，否则宝宝一旦习惯了奶瓶的奶嘴后，再想让他学会含住妈妈的乳房用力吸奶，就困难多了！**

宝宝吸妈妈乳房的方式跟吸奶瓶奶嘴是不一样的，吸奶瓶奶嘴时，就像吸手指头，只要把嘴噘起来，不需要用力就能吸到；但吸妈妈的乳头喝奶，却需要像含住整个拳头，要把嘴巴张得很大，充分吸住才能含住整个乳头。

如何观察宝宝是否真的喝到母乳了？

- 当宝宝含乳头的方式正确时，在快速吸几口后，会转变成慢而深的吸吮，同时间隔着休息。
- 妈妈在刚开始时可能感觉乳头会有点疼痛，但几分钟后，疼痛感就会消失；如果持续疼痛，就表示宝宝含乳头有问题，可以试着用手指轻压宝宝的嘴角，让宝宝张开嘴巴停止吸奶，再将乳头抽出嘴巴，重新再试一次。
- 宝宝吸奶时，若能吸到奶水，他的两颊不会极度凹陷而仿佛很用力吸吮，且吸奶时，也不会有啪嗒的声音。
- 若能吸到奶水，宝宝的吸吮速度会逐渐变慢变深，约1秒1次。最后，可以观察宝宝的喉咙有没有吞咽的动作和声音，若有上述现象，就表示宝宝真的喝到母乳了。

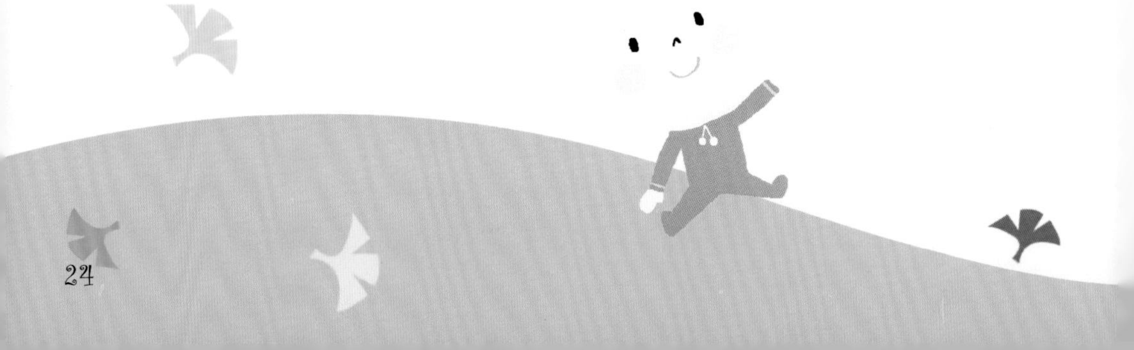

Q 新生儿喝母乳的时间短，这样够饱足吗？

在生产过后的头几天，喂食的时间可能比较短，宝宝有时只吸一侧乳房后就睡着了，但记得要尽可能让他也吸到另一侧的乳房。慢慢地，他就会逐渐延长吸奶的时间。

最好让宝宝决定吸吮时间的长短，不过，若每次都超过50~60分钟以上，就要特别留意宝宝吸奶的姿势是否正确。如果宝宝含乳不好，就要终止吸吮，以免造成乳头疼痛。此外，**刚开始每侧乳房喂食的时间不宜太短，以免他只吃到前奶，因前奶的脂肪量低，宝宝体重增加的速度会变慢。**

Q 宝宝吸吮的时间越长，就表示喝得越多吗？

许多专家都建议，**4个月以下的宝宝应该要依"体重"来制订喂奶的标准，每1千克体重平均每天应该要摄取150~180毫升的奶。**以3千克的新生儿为例，1天大概要喝450~540毫升的奶水，可以分成6~8次进食。但这都只是原则，食量大的宝宝可能还会增加奶水的量，而一般喝母乳的宝宝则不必限制喝奶量。

对母乳宝宝而言，并非宝宝吸吮的时间越长，就表示奶水喝得越多，要先排除宝宝含乳姿势错误的情况，并要看宝宝是否真的喝进了奶水。

Q 宝宝出现寻乳反应，表示要喝奶？

宝宝出生后的头几个月，会出现寻找食物的反射动作，这就是所谓的寻乳反应，也就是他的头会转向，同时嘴巴会张开，好像在找东西吃，或者妈妈用手指轻触他的嘴角，也会出现类似动作。这时宝宝可能会想要含住任何碰到他嘴巴周围的东西，包括他自己的手。**有些宝宝会做出嘴巴张合，伸出舌头吸吮的动作，如果睡在妈妈身边，会转向妈妈，用小手碰触妈妈，这些都是想要吃奶的表现。**若饿到哭，通常表示已经过饿，此时宝宝已没有耐心去含住妈妈的乳房吃奶。因此，最好的哺育方式是在宝宝出现寻乳反应时，就喂他喝奶，不要等到哭了才喂。

Q 如何判断宝宝喝饱了没有?

● **方法一：宝宝出生后前2个月，每天喂食至少要6~12次以上**

　　母乳容易消化吸收，宝宝几乎每2~4小时就要喝1次奶，甚至有时候不到2小时，尤其在晚上，这都是正常的，估计1天至少需要喂奶8~12次以上。

● **方法二：由体重来判断**

　　宝宝出生1周后，体重就会不再下降而开始回升，出生后2周内就能恢复到出生体重。以正常的成长速度，前3个月，每个月的体重约增加1千克，表示宝宝喝的奶水量足够。

● **方法三：从尿量判断**

　　宝宝是否喝足，可从尿量判断，如果1天尿湿至少6片纸尿裤，且尿的颜色不会太深，就可知道宝宝已获得足够的奶水。

Q 宝宝没有吃饱的关键在喂奶不顺?

宝宝没有吃饱的常见原因，大都和喂奶的过程、妈妈的心理因素有关。

　　宝宝没有吃饱的原因包括没有在出生后尽早开始喂奶、喂奶的次数不够多、晚上没有哺乳、喂奶的时间过短、宝宝含乳不好，宝宝身体欠佳或口腔有痰，或妈妈缺乏信心、忧虑和受到周遭的压力、不喜欢哺乳等。

　　还有其他比较少见的原因，是因妈妈的身体状况所造成，例如妈妈使用药物、严重营养不良、生气、饮酒或抽烟等。

避免宝宝饿肚子的方法

● 当宝宝想吃时就喂，不要限制吸奶的时间和次数。
● 注意宝宝含奶的姿势是否正确，只有姿势正确才能将奶水顺利吸出。
● 妈妈要保持心情愉快，因为压力会让奶水减少。只有愉快的心情，才能让奶水源源不绝的分泌出来，或可尝试一些刺激分泌奶水的方式。

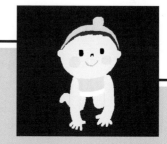

Q 宝宝体重没增加，表示奶量不足？

产后的前2个星期，每天哺乳为6～12次，大约每2小时哺乳1次，日后会逐渐调整成每3小时喂1次奶。3个月后，平均每4小时喂1次奶即可。不过要视宝宝本身状况做调整，若习惯每2～3小时就要喂奶，就不要强迫改变为每3～4小时才喂奶。**当宝宝体重没有增加，又不易入睡，有可能是因为奶量不足的缘故。**

该如何观察奶量是否足够？**如果乳房胀得大大的，且从乳头处会滴滴答答地流下奶水，或乳头前端向上突出，轻轻一压，奶水就会流出时，就表示奶水充足。**但如果没有类似的现象，则表示母乳的分泌量较少。

Q 素食妈妈的宝宝营养足够吗？

大部分的素食妈妈是不需要特别补充营养的，不过有些全素妈妈或宝宝，可能会缺乏维生素B₁₂，而影响日后宝宝的神经系统发育。由于维生素B_{12}的主要来源是动物性蛋白质，因此建议禁吃肉类和蛋奶制品的全素妈妈，要额外补充维生素B_{12}。

建议哺乳期的妈妈们食用些大豆制品，因有些发酵的大豆制品或酵母，都是维生素B_{12}的来源之一。其他如大豆、胡桃、亚麻籽油等含有DHA，可以帮助宝宝的视力和脑部发育。此外，要让宝宝有适当的日晒，以补充足够的维生素D。

Q 喝奶时间到了，若宝宝还在睡，要叫醒他吗？

虽然有许多专家学者认为，给宝宝固定作息时间是件好事，不过，好的睡眠对宝宝来说也是非常重要的。因为人体中提供成长所需的生长激素，只有在深沉的睡眠状态中才会分泌。**如果硬要强迫宝宝起床喝奶，不但会出现类似成人般睡不饱、情绪不好的状况，若再强迫喝奶，反而容易呛奶。所以如果宝宝成长发育良好，就不必担心睡过久会吃得较少的问题。**

从另一种角度想，宝宝饿了自然就会醒了，只要一天喝的奶量足够，妈妈就不用担心！但喝奶的次数常常小于5次以下，就要注意体重是否增加，避免宝宝过于贪睡而忘记吃饭。

Q 宝宝喝奶又快又急怎么办？

1个月内的新生儿宝宝喝完奶后，大约2～3小时又会饿了，纯母乳喂食的宝宝的时间会更短，但为了要调整宝宝的作息，常会固定3～4小时才喂1次奶，这样就容易让宝宝因受不了饥饿而哭闹。若有这种情况，宝宝喝奶时就会狼吞虎咽，又快又急，因而容易吸入过多的空气，导致胀气。

事实上，**多久喂1次奶应以每个宝宝的情况决定，对于喝奶又快又急的宝宝，妈妈可在喝奶过程中，让他多休息，每喝完一小段时间，就先帮他拍背排气，也可以擦一点胀气膏帮助排气，以免因吸入过多空气胀气而溢奶。**

Q 宝宝边睡边喝怎么办？

饿了就吃可说是正常的生理反应，**如果宝宝会边睡边喝，或爱吃不吃时，大都表示"他不饿"**。因此，如果宝宝喝奶的时间拖得太长，动辄就要个把钟头，建议干脆停止喂食。由于新生儿需要比较多的睡眠，若没有完全醒来，就容易拖长喂奶时间，如果宝宝在喝奶时睡着，不妨拉拉他的耳垂、搔搔脚底，以避免他含着奶睡觉。

边睡边喝奶瓶的习惯，容易造成宝宝日后出现"奶瓶性龋齿"，即使还没长牙，也应避免。 所以，当宝宝喝着喝着就睡着时，请记得立刻要停止喂奶，不要让他养成习惯。宝宝若饿了，自然会醒来想吃，这时再喂奶，就可避免喝奶喝到睡着的情况。

Tips 妈妈的喂奶建议

❶ **少量多餐刺激乳汁分泌：** 3个月内的新生儿仍应以少量多餐的方式喂食母乳，这样也正好可以让奶水的分泌变正常。

❷ **观察宝宝的饥饿暗示：** 虽说喂奶不应按表操课，妈妈应随时观察宝宝的吸吮反射，只要出现饥饿暗示就喂奶，不要等到哭了才喂。

Q 喂奶需要有规律吗？

喂奶时间是否需要固定，众说纷纭，在医院按表操课的原因，通常是希望建立规矩，让医疗行为较好进行。**回到家后，就应按照宝宝的正常生理状况给予喂食，尤其在新生儿阶段，还是符合宝宝本身的作息规律较好，但却不要因此而误解"饿了就吃"的喂食方法。**很多妈妈把宝宝哭闹当成是饿了，只要一哭就喂，会让宝宝产生哭闹和喝奶的条件反射。

通常满2个月的宝宝，大约4小时左右就要喂1次奶，估计1天需要喂食5~6次；2~4个月的宝宝，因为每餐的量较多，可以延长喂食时间，大约1天5次；等到宝宝5个月以上，1天喂4次奶就已经足够。当然，这得视宝宝副食品进食状况而定。如果是早产宝宝或出生时体重过轻，更应该增加喂奶的次数或喂奶量。无论如何，只要宝宝强烈表现出想喝奶的需求，当然就要给予满足。

Q 母乳宝宝需要喝开水吗？

母乳内含有丰富的水分，即使天气很热，也不必额外添加水或葡萄糖水。医学研究发现，在宝宝出生后的1~2周内，若是额外喂宝宝水或葡萄糖水，反而会增加宝宝出现黄疸的可能性。不管母奶或配方奶宝宝，当开始吃副食品后奶量减少，就需要开始添加水分，避免因水分摄取不够发生便秘。

至于是否需要添加配方奶，除非是妈妈有特殊状况或疾病者，否则宝宝出生后的前1个月内，也就是坐月子期间，最好不要添加配方奶，这样更能增进亲子关系，而且宝宝喝母乳长得好，能增强免疫力，母亲也能尽快恢复身材，一举数得。

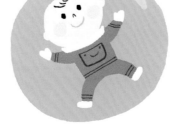

母乳的保存期限是多久？

Q 母乳如何保存？

储存母乳的过程直接影响母乳的品质，建议要细心注意，可以使用市售母乳袋储存。**而无论使用何种容器储存，都须注意不要放太多的奶水，以免喝不完丢掉可惜**，也避免奶水在冷冻的过程中胀破容器。

Q 母乳的储存期限？

挤出的奶水若没有在1小时内喝完，就应该立即放入冰箱；若是送到医院给生病或早产儿宝宝食用，应将挤出的奶水置入消毒过且可密闭的硬容器，以减低奶水受污染的几率，尽快送达医院。

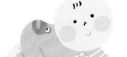

保存母乳要注意的事

- 在容器外贴上挤奶的日期和时间。
- 注意挤奶过程的清洁，挤奶时不要碰到容器的内侧。
- 不要放冰箱门边，尽量储放在冰箱内部，这样不会因开关门而影响温度。
- 冷冻过的奶水油脂会浮在奶面上，有两层是正常的，只要回温后稍微摇晃即可。

给足月健康宝宝奶水的储存时间建议

储存处　　　奶水状况	刚挤出来的奶水	在冷藏室内解冻的奶水	在冰箱之外，以温水解冻的奶水
冷藏室（0~4℃）	24小时	24小时	4小时
独立的冷冻室	3个月	不可再冷冻	不可再冷冻
-20℃以下的冷冻库	6~12个月	不可再冷冻	不可再冷冻

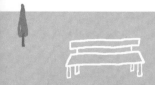
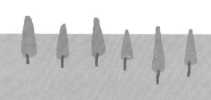
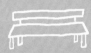
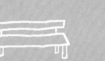

Q 冷冻过的奶水如何回温？

冷冻过的奶水，可在要喂奶的前一晚先拿出冷冻库，放到冷藏室慢慢解冻，解冻时间约需12小时。也可以放在流动的温水下隔水解冻。等到要喂奶时，再将冷藏过的奶水放在室温下退凉即可。此外，**也可以将奶瓶放在装有温水的容器中回温，但温度最好不要超过60℃，且水位不能盖过瓶盖。**

Q 没喝完的回温母乳可以再次回温吗？

回温过的母乳，只能在一餐中喝完，千万不要留到下次喂奶时再次回温。因为奶水若回温后，又反复冷冻加热，容易增加细菌滋生的机会，母乳中的营养物质也会一再被破坏，而失去营养。

至于冷冻母乳要解冻时，最好用40℃左右的温水解冻，回温不要超过60℃，回温后，要立刻喂给宝宝喝，喝不完的则丢弃。**如果把整包冷冻母乳放进微波炉或热水中加热，会破坏母乳中的免疫物质，一定要注意避免。**

> **Tips** **奶水解冻注意事项**
>
> ● 绝对不要用微波炉解冻。
> ● 食用前可先轻轻摇晃，让脂肪混合均匀。

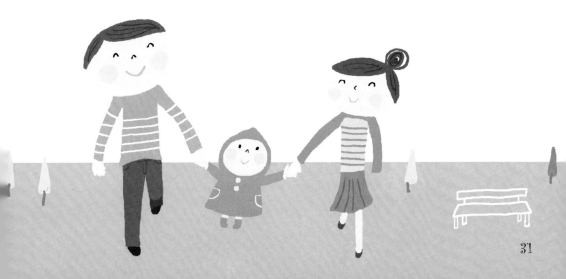

哺乳妈妈要怎么吃?

Q 母乳妈妈该如何补充营养?

哺育母乳的妈妈,每天会消耗500~1000千卡的热量,这也是为什么哺育母乳可以瘦身的关键。虽然营养不良的妈妈,也可以产生足够的奶水给宝宝喝,但为了自己的身体健康及奶水的营养,还是应该注重哺育母乳时的营养摄取。

一般来说,**哺乳妈妈的营养应该比一般人要更均衡**,5大类营养素(碳水化合物、脂肪、蛋白质、维生素及矿物质)都要摄取,**且除了3餐外,还可以多吃1~2餐点心**,最好以汤汤水水的食物为主。继续服用怀孕期间食用的复合维生素,这也是不错的补充营养方式。

Q 哺乳期间妈妈偏食,宝宝也会偏食?

根据《美国健康日报新闻》的报道指出,人们对食物口味的偏好度,除了基因的影响外,环境的影响也是其中之一,而影响宝宝口味、偏好最大的阶段,是宝宝3~4个月大时。

研究指出,**母乳宝宝对食物的口味、偏好和接受度,会受到妈妈的饮食偏好影响,而这个记忆会造成日后对食物的喜好度。**由于味道是由味觉跟嗅觉所组成,从婴儿时期对食物形成的记忆,确实会影响未来对食物的感觉,这也就是为什么有人喜欢重口味,有人特别喜欢吃蔬菜的重要关键。

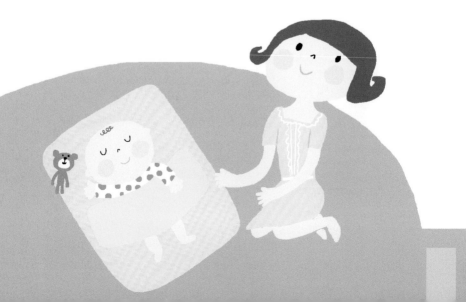

Q 哪些食物有发奶的功效?

具发奶功效的食物，最重要的关键就在于营养成分。**能够帮助发奶的食物，几乎都具有"高蛋白、高油脂"的营养成分。**母乳妈妈除了每天要摄取足够的水分（2000~3000毫升），也应该多吃这类食物（如鸡汤、鱼汤、花生、猪蹄等），补充足够的营养，奶水就会源源不绝。

Q 哪些食物吃了会退奶?

除了发奶食物外，当然也有退奶食物，**如韭菜及麦芽水（将麦芽草煮成水，不加任何调味料）就可抑制乳汁分泌，有退奶功效。**虽然没有获得具体的科学验证，不过许多哺乳妈妈试过，有相当高的成效。

此外，凉寒性的食材，也会引起退奶，如人参、麦茶、竹笋、薄荷、菊花茶、瓜类、芦笋和水梨等。

Q 如何追奶?

如果想"追奶"，最好的方式是每次哺乳1小时后，再排空乳汁，可以用手或挤奶器将乳汁挤出在奶瓶中，让宝宝下一餐食用。追奶虽然辛苦，但若能持续亲喂宝宝，再多吃一些发奶食物，通常很容易把奶量给追回来。

Tips 会令宝宝躁动的食物

- **含咖啡因多的食物：**如咖啡、巧克力、可乐及茶叶中都有咖啡因，如果妈妈1天的摄取量少于300毫克，对宝宝的影响不大，但若长时间摄取大量咖啡因，则可能使宝宝出现躁动不安、不好好睡的现象。
- **刺激性食物：**如大蒜、辣椒等，气味会反映在奶水中，若宝宝不喜欢这类味道，也会让他心生抗拒。
- **退奶食物：**韭菜和中药的麦芽、人参等，会让奶水量大减，虽然并非适用每个人，但仍建议避免食用。
- **致敏食物：**若父母双方或其一方有过敏体质，对于个人或家族中已确定过敏的食物需避开，并不需刻意避开所谓高过敏食物，因如同打预防针，借由母乳先行提供一些过敏原，刺激宝宝自然产生一些抗体去适应。

哺乳期间妈妈可以服药吗？

Q 母乳妈妈可以吃药吗？

母亲吃的任何东西，大多会出现在母乳中，包括药物。但是**绝大多数的药物囤积在母乳的量很少，一般对宝宝来说没有大的影响。不过在哺育母乳期间，还是应提醒开药的医师，少用可能影响宝宝的药物。**

除了有些抗癌药物会干扰哺乳宝宝的细胞代谢，影响他的免疫力及抑制造血的功能，也不应在哺育母乳时吸毒外，其余药物的影响不大，只要小心即可。如果妈妈需要服用抗生素来治疗乳腺炎，应该按照时间服用药物，服完整个疗程，以免影响治疗效果。

虽然会经由母乳影响胎儿的药物种类很少，但妈妈若仍旧担心，**可以把吃药的时间稍做调整，例如喂完奶后立刻服药，或在宝宝预计会睡较长时间的那一餐服药，都可以减少药物对宝宝的影响。若真的很担心，可以放弃吃药期间的母奶，但提醒妈咪仍要照常挤奶，才能维持奶量。**

Q 有哪些药物是母乳妈妈最好不要碰的？

母乳妈妈服用以下药物时对宝宝有影响：

- **抗癌药物：**抗癌药物会干扰宝宝的细胞代谢，影响宝宝的免疫力及抑制造血能力。

- **磺胺类药物：**会干扰新生儿体内黄疸对脑部的影响，在宝宝刚出生的第一个月的最好不要服用。

- **抗忧郁、焦虑药物：**如果哺乳妈妈长期服用，可能会对宝宝的中枢神经造成长期的影响。

- **四环素类药物：**经研究显示，四环素类有可能使宝宝的牙齿出现染色或影响骨骼成长，但在母乳中的含量很低，影响不大。

母乳妈妈服用以下药物时宝宝影响不大：

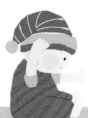

- **局部麻醉药物：**这类药物不会被宝宝的肠胃吸收，因此安全性高，至于全身麻醉使用的药物也像其他药物，只有极少量会进入奶水中，也不太可能对宝宝造成影响。

Q 妈妈感冒更要喂宝宝喝母乳？

妈妈感冒时，不论宝宝是否喝母乳，都可能经由空气或飞沫而感染相同的病症。**从母乳中，宝宝能得到妈妈体内的抗体，反而使症状减轻，也就是说，这时候更需要哺食母乳。**

不过，当妈妈感冒时，记得在近距离接触或照顾宝宝前，务必先洗手，且戴上口罩，避免口沫、喷嚏直接接触到宝宝。

Q 母乳妈妈抽烟，宝宝会吸到尼古丁吗？

香烟里的尼古丁会进入妈妈的血液里，也会使得母乳宝宝由母乳中摄入微量的尼古丁。根据国外研究指出，长期通过母乳吸收尼古丁，会对宝宝造成不良的影响。因此，为了宝宝的健康着想，不论是你自己或家人，尽量不要吸烟。

Q 哪些疾病会通过母乳传给宝宝？

● **B型肝炎：**B型肝炎会经由生产过程垂直传染给宝宝，让宝宝也感染此病，因此医院会要求宝宝在出生后，随即注射B型肝炎球蛋白及常规的B型肝炎疫苗。目前母乳中虽可分离出B型肝炎病毒，但许多医学报告都已确定，只要宝宝有注射常规的疫苗，就不会增加宝宝感染的机会。

● **爱滋病：**AIDS主要是经由血液传染，但现在仍无法确定宝宝若感染了爱滋病，是否和母乳哺育有关。但还是建议患有爱滋病的母亲，不要哺育母乳。

● **结核病：**患结核病的妈妈会经由子宫内的感染传染给宝宝，但不会经由母乳传染，但是如果妈妈的结核病有传染性时，还是应该跟宝宝分开，避免感染。

● **疱疹：**不会经由母乳传染，除非疱疹的位置是在乳头、乳晕附近，就要避开让宝宝直接吸吮的机会。

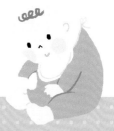

哺乳妈妈最常问的问题

Q 剖腹产妈妈何时开始哺育母乳？

剖腹产妈妈因为只有半身麻醉，妈妈是清醒的，**所以生产后随时都可以要求和宝宝有肌肤相触的机会，而且和自然产妈妈一样，产后越早开始哺育母乳，就会越早能让宝宝习惯你的气味、声音**，让宝宝习惯吸吮你的乳房，降低胀奶的不适感，同时让你的奶水更早充足，这也是母婴同室的重要性。

如果宝宝在身边，可以很容易观察宝宝的喝奶需求；但若宝宝住院无法在身边时，医生会视情况尽早安排喂食宝宝。

不要担心因为宝宝没立刻吸吮乳房而没有奶水，生产后的泌乳反应自然会开始作用，且刚出生的宝宝奶水需求也不多，刚好就是妈妈初分泌的奶量。

Q 母乳宝宝较配方奶宝宝瘦？

旧版的儿童生长曲线是从1999年沿用至今，当时参考的样本是以喝配方奶的宝宝为标准测量，因此发现，喝配方奶的宝宝容易胖，但母乳宝宝会比较结实、精瘦。很多妈妈以为是因为母乳让宝宝的体重降低，其实不然！

新版的儿童生长曲线（见P$_{222}$、P$_{223}$）已针对现行宝宝标准来制定，并鼓励宝宝应该多喝母乳。**只要成长曲线落在3～97百分位范围内，就属正常，如果在健康检查时发现，生长曲线和之前突然落差两格，就应留意健康是否出了问题。**

Q 添加米酒的补品，哺乳妈妈能吃吗？

医师建议，产后妈妈1周内不要吃添加米酒的食物。**因传统的进补食品，如麻油鸡、麻油腰子等，在烹调过程中会加入米酒，请产后妈妈1周后再食用。**

米酒的添加量，则需考量产妇体质和个人酒量，以"适量"为原则。因为米酒会转换到乳汁中，因此建议米酒要煮开至酒精全部挥发后再食用，以免婴儿喝到太多残留的酒精。

由于婴幼儿的肝脏功能较弱，代谢酒精的能力不如成人，**若一定要喝添加米酒的补汤，请哺乳完后再进食，或饮用后3小时再哺乳，并酌量饮用。**

Q 母乳宝宝的排便次数1天9次都属正常？

通常喝母乳的宝宝较少有便秘的困扰，刚出生的新生儿宝宝，有时甚至会1天排便6～9次，是因为新生儿大约每2～3个小时就要喝1次奶，且新生儿的肠胃是直肠反射，因此频繁的喝奶次数，使排便次数居高不下。等到宝宝约4～6个月大，肠胃功能比较成熟，喝奶的次数减少，间隔时间长后，排便的次数就会渐趋正常，1天1～3次。

到了6个月以上，宝宝的排便次数会再次减缓，因为这个阶段母乳的浓度会转稀，且宝宝的肠胃道功能逐渐成熟，能完整吸收母乳的养分，同时开始吃副食品，排便次数会和大人相近，1天1次或2天1次。

超过1岁以上还在哺育母乳的宝宝，有时也会4～5天才排便1次，但这不是便秘，只要宝宝的胃口佳、活动力不错，且便呈条状，排便时没有痛苦的感觉，都算正常。

Q 宝宝出现黄疸还能再喂母乳吗？

黄疸是一种亚洲宝宝常见的现象，和哺育母乳没有直接关系，因此不需要停止哺育母乳。但当宝宝出现皮肤泛铜黄色、大便颜色变白（也有可能是胆道出现问题的现象），或宝宝的活动力、吸吮力变差时，有可能是受到细菌感染或尿道感染，就要请医师诊治。

在哺育母乳期间出现黄疸有2种可能，即早发性黄疸和晚发性黄疸。根据研究发现，出生后每天喂食母乳8～12次以上的新生儿，较少出现黄疸现象，也就是说喂食母乳次数较多的新生儿，不容易有黄疸。

晚发性黄疸通常是在宝宝带回家后，过了10～14天，发现宝宝的皮肤仍然黄黄的，甚至比出院前更黄，造成的原因跟母乳中的一种特别成分有关，这样的黄疸现象会持续到宝宝2～3个月大左右才会逐渐消退。出生后2周内，若黄疸明显，则须到医院检查胆红素是否过高，以决定是否需要治疗。

Q 妈妈亲喂如何防乳腺炎？

在喂完母乳后，事后的处理也很重要，若乳腺中有过多母乳残留，又置之不理，容易引发乳腺炎。因此，**当宝宝喝饱后，最好再挤1次奶，挤到母乳不会大量流出时即可。此外，也可以将后奶挤出，稍微涂抹于乳晕及乳头上，帮助保持乳晕和乳头的滋润度。**

若平时喂母乳很顺利，但母亲乳房突然开始疼痛，且宝宝食欲变差、脾气不佳，可观察宝宝的口腔中，是否有白色乳酪状的鹅口疮，若有，是感染了念珠菌，需立刻到医院涂抹抗霉药粉，持续治疗3～4天即可改善。

Q 有乳腺炎可以哺乳吗？

如果乳汁没有完全吸净，可能造成乳房组织发炎，就是所谓的非感染性乳腺炎；但有时乳房也会被细菌感染，成为感染性乳腺炎。

出现乳腺炎时，通常妈妈会觉得局部有硬块且非常疼痛，皮肤发红，甚至会发热及感到疲惫。这时一定要将乳汁全部挤出，才能改善。**即使乳腺发炎了，还是可以持续哺育母乳，并不会增加宝宝感染的机会。**

通常只要乳房的奶水被挤出来后，乳腺炎就会好转，但如果情况严重，且有明显的发热现象，或乳头出现破皮或裂开的状况时，就需要请医师诊治，但这时仍可考虑继续喂母乳。

Q 妈妈的心情会影响泌奶量吗？

妈妈的乳汁分泌多寡，和正确哺乳及宝宝的刺激次数有关，也就是说，**吸得越多、分泌得也会越多；**不过，妈妈本身的营养、健康和心理状况，也是影响乳汁分泌的重要关键，**有时妈妈承受太多的压力，就会出现奶量不足的现象，这是正常的！**只要经常按摩刺激乳房、摄取足够的营养、保持心情愉快、作息正常，就可以让乳汁分泌足够。

喂母乳请放轻松，过度担心要求全母乳反而有压力挤不出母乳，这时可适当地用配方奶加上饮食调理，多喝水或汤，再逐步增加奶量即可。

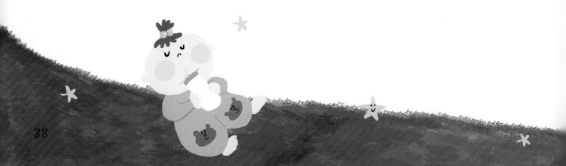

Q 奶量不够的解决方法?

判断奶量是否足够的方法,可以观察宝宝的体重增加速度、尿量多寡、母乳的哺育次数等,如果发现奶量真的不足,也不用过于自责。

通常奶量不足的情况都是暂时性的,原因可能是妈妈开始上班、居家环境改变、宝宝或妈妈生病,或妈妈过于劳累、工作压力大等,以及足以影响妈妈情绪的问题过多,导致影响乳汁的分泌及影响喷乳反射。只要情绪恢复,增加让宝宝吸奶、挤奶的次数,或吃发奶食物,通常几天后就可恢复奶量。

每天要喝2000毫升的水、汤、豆浆等,再加上持续进行乳房按摩、挤奶等动作,并耐心地让宝宝吸奶,增加喂奶或挤奶次数,一日6次,虽然费时间,但却有不少妈妈因为这样的动作而增加泌乳量。如果这些努力都做过了,还是无法改善,也可以考虑用配方奶来补足。

Q 母乳不足,可以与配方奶一起喂吗?

尽可能让宝宝只喝母乳。若是因为母乳分泌不足,担心宝宝吃不饱时,可以考虑暂时用配方奶补足,建议只要能挤出一些母乳,就不要轻易放弃让宝宝吸母乳。也就是说,**即使想要以配方奶补足宝宝的食量,也应该以母乳为优先,不足部分再以配方奶补充。**

每次喂奶时,最好让宝宝吸吮两侧乳房各5~15分钟,可刺激增加泌乳量,也能加强亲子间的交流。若母乳真的不够宝宝喝,才考虑喂配方奶。

Q 为何有时奶水浓稠,有时却稀稀的?

妈妈摄取的营养会直接反映在奶水上,若饮食中的油脂、蛋白质较多,又正好是乳汁的制造原料,奶水会较浓稠。相反的,若妈妈饮食较清淡,会发现即使每天喝很多汤汤水水,奶水仍稀,所以宝宝可能不到2小时就饿了。

也就是说,**妈妈在补充汤水时,还是要多留意饮食的内容,多吃高蛋白质的食物,才能分泌出浓稠的奶水。**

 适度挤奶,改善胀奶不适

如果上班时胀奶情形很严重,可稍微挤掉一些,减轻不适感,但若没有定时挤出奶水,很可能几天后奶量的分泌就会减少。

Q 职业妈妈如何持续哺乳？

上班的妈妈还是可以持续哺育母乳，很多职业妇女能持续哺喂母乳直到孩子2～3岁。秘诀在于**上班前先直接喂宝宝喝奶，上班时间再利用休息时间挤奶，冷藏后带回家，留给宝宝第2天喝**，回到家后再直接亲喂宝宝喝奶。当然，这种方式必须请照顾宝宝者支持和耐心配合，才能顺利完成。

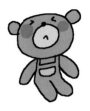

Q 妈妈怀孕了，就不能再哺乳了？

很多人误以为怀孕后就不能再哺育母乳，其实不完全正确，**只要妈妈愿意，还是可以持续喂奶**。然而，由于奶量可能不够，宝宝必须搭配其他固体食物，营养才会足够。但对一些**怀孕时比较容易有并发症或流产几率较高的妈妈而言，要小心因为乳头的刺激而造成早期宫缩**。

怀孕时，奶水的分泌量确实会降低，不过，如果这时宝宝已经开始吃固体食物，这就不是问题了，有时宝宝会因奶水不足而停止吸奶。

Tips **职业妈妈哺乳要诀**

● **让宝宝学会2种进食方式：**在宝宝出生后的2个月间，尽量让宝宝喝母乳，到了快上班的前1～2周，才让宝宝学习使用奶瓶喝奶，这时候，宝宝对乳头发生混淆的可能性就不大了。

● **调整喂母乳的时间：**如果上班的地方不允许挤奶，就在上班前先哺育1次母乳，其余时间让宝宝喝配方奶，等到下班后，再持续哺育宝宝母乳。不过，在上班前1～2个星期，就要开始逐渐减少白天喂奶的次数，免得上班时胀奶不舒服。

Q 补充配方奶后，宝宝就不爱吸母乳了？

吸奶瓶比吸吮妈妈的乳房要轻松得多，不需要使尽力气就能饱餐一顿，因此有许多宝宝喝了配方奶后（严格来说应该是用奶瓶喂奶后），就不爱妈妈亲喂母乳。

建议至少持续哺育母乳直到宝宝6个月大，如果宝宝不愿意吸母乳，也应该将母乳挤出，用奶瓶喂养。至于若需喂配方奶，也最好是以配方奶补足不够的母乳量，**应该先让宝宝吸食母乳后再喂配方奶较佳。**

Q 宝宝断奶后，乳房怎么护理？

宝宝断奶后，乳腺还是会分泌母乳一阵子，如果置之不理，母乳会残留在乳腺，可能造成乳腺炎，因此，断奶后务必做好乳房的护理工作。

当妈妈准备停止授乳时，母乳的分泌量就会逐渐减少，这时如果仍会觉得乳房热热胀胀的，可以用湿毛巾冷敷，如果疼痛难耐，也不妨稍微挤出一些乳汁，只要挤到第3天，乳头周围变得柔软的程度即可。

3天以后只要挤少量母乳，让乳腺保持畅通即可。之后，拉长时间，每隔1周、2周、1个月，都挤少量乳汁出来，最后等到挤出像初乳般高浓度的乳汁时，就表示乳房护理完成了。

Q 母乳宝宝喝母乳可以喝到几岁？

根据美国小儿科医学会的建议，妈妈可持续哺乳到宝宝1岁以上；世界卫生组织则建议最好持续哺育母乳2年。当宝宝开始补充副食品时，妈妈乳汁的分泌也将逐渐减少，**1岁后成功换成幼儿食品，正常饮食已能摄取到充分的营养时，可以开始考虑让宝宝不完全依赖母乳。**

不过，即使宝宝开始吃副食品，母乳仍是大部分的维生素、蛋白质、脂肪及消化酶来源，且可使宝宝的精神安定，因此喝到2～3岁都没关系。但当怀下一胎时，即可考虑让宝宝断奶，因为乳头受刺激容易让子宫产生收缩，使流产或早产的几率升高，这时是断奶的好时机之一。

【新生儿阶段】配方奶宝宝

如何选购配方奶?

Q 什么是婴儿配方奶?

"婴儿配方奶"是指利用乳牛或其他动物的乳汁,及其他动植物提炼成分为基本组成,再添加类似母乳中的营养素,能提供婴儿生长和发育所需的人工合成奶类,就是所谓的"婴儿配方奶",通常在母乳不足、妈妈有特殊疾病等因素而无法哺喂母乳时,作为母乳的替代品。

目前市面上的婴儿配方奶共有151种之多,大致分为适合一般婴儿食用,以牛奶为基础的婴儿配方奶、须经医师、营养师指示才可喂食的特殊配方奶、及早产儿配方奶3种。

Q 配方奶营养够吗?

依照美国食品药物管理局(FDA)的规定,婴儿配方奶中的所有成分,都必须是被认可的安全食物成分,或者是可以作为食物添加物,才能被添加在婴儿配方奶的制造过程中。

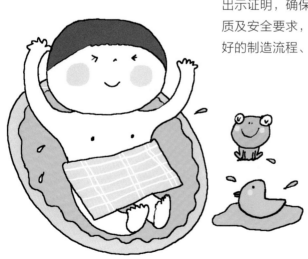

所有婴儿配方奶上市前,制造商都必须出示证明,确保所添加的每项营养素皆合乎品质及安全要求,国家卫生部门也会确认其有良好的制造流程、安全的管理保障,才会让商品上市。

婴儿配方奶虽不像母乳般拥有丰富的免疫物质,但营养成分是仿照母乳中的营养来调配,各种营养比例虽和母乳不尽相同,但仍含有必要的营养素。

Q 如何选择婴幼儿配方奶？

市面上的婴儿奶粉品牌很多，购买前须先确认是否有国家认证的健康标志（QS）。

此外，**知名品牌是选择的主要依据；食品标示和营养成分更是必备重点**。总之，切忌购买不符合上述条件及来路不明的奶粉。

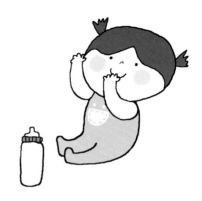

Q 配方奶宝宝需要喝开水吗？

6个月以下的婴幼儿，喝奶就能吸收足够的水分，喝水则可能影响宝宝食欲，或减少喝奶量，所以不必特别让宝宝多喝水，但若喝奶后喝两三口开水漱漱口则无妨。

一般的配方奶都会标示，冲泡牛奶时奶粉和水的比例，通常比例是水占87%、奶粉占13%。婴幼儿喝配方奶时已喝下足够水分，母乳的水分含量更高，因此，只要按时喂奶，就无须担心水分摄取不足。遇到发热时，需要增加水分，亦可增加喝奶量获得水分。

Q 宝宝喝配方奶较易感染嗜血杆菌？

配方奶粉是以牛奶、羊奶为主要原料，营养层面上以母乳为依据添加而成，但却不像母乳般拥有丰富的免疫物质，能保护宝宝不受外界的侵害，营养素的吸收也不如母乳。**喝配方奶的宝宝，受嗜血杆菌感染的机会，比喝母乳的宝宝高出4～16倍**。

此外，配方奶受污染的机会也较高，如因制造过程产生的毒奶粉事件，或因制造或保存过程不当而隐藏于奶粉中的细菌及重金属等。

Q 什么是婴儿特殊配方奶？

婴儿特殊配方奶是指一些有特殊生理状况的婴儿，须食用经特殊加工处理的奶粉，**这类婴儿配方食品，必须经过医师、营养师的指导下才可食用**。

Q 水解蛋白配方奶可以预防过敏？

所谓水解蛋白配方奶粉，其蛋白质经过酶水解和加热的作用，而分解成很小的分子，使牛奶蛋白中原本会导致过敏的结构被破坏，所以可以降低致敏的几率。

一般来说，水解程度越高的配方，因为分子量越小，所以预防过敏的效果也相对较佳。而根据蛋白质分子量的大小不同，水解蛋白配方奶又可分成完全水解及部分水解两种。

Q 乳糖不耐症宝宝该喝什么奶？

宝宝在婴幼儿期出现乳糖不耐症时，容易因为严重的腹泻造成脱水或体内电解质失衡，严重时可能危及生命。所以当宝宝有乳糖不耐现象时，就必须避免食用所有含有乳糖的食物，也包括一般的配方奶粉，并改喝豆奶，或者选用不含乳糖的奶粉。

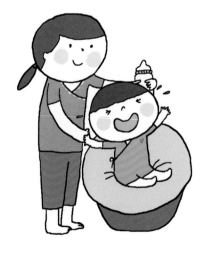

Tips

特殊配方奶的种类

● **不含乳糖的婴儿配方奶：** 适用对象为腹泻或对乳糖耐受度不高的婴儿，原料来源以牛乳或黄豆为基础的无乳糖婴儿配方奶。

● **部分水解奶粉：** 适用于较轻微的腹泻或过敏的婴儿。

● **完全水解奶粉：** 适用于严重的腹泻、过敏或短肠综合征的婴儿。

● **早产儿配方奶：** 将主要成分乳糖改为葡萄糖聚合物，并且以中链脂肪酸取代部分长链脂肪酸。

消毒奶瓶到宝宝6个月

奶瓶的消毒最好要坚持到宝宝6个月大，因为6个月内的宝宝，须注意器具清洁，以免感染肠胃炎而影响成长。

奶瓶该怎么挑?

Q 如何选购奶瓶?

玻璃奶瓶

优点: 不易刮伤、好清洗、装母乳可隔水加热、加温不易起化学变化。

缺点: 较重,宝宝学拿奶瓶时易摔破。

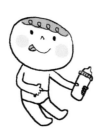

PC塑料奶瓶

优点: 较轻、耐摔不易破。

缺点: 易刮伤、易残留奶垢、不易清洗,冲泡配方奶或用蒸气消毒时,易产生化学毒素。

注意事项: 现在已不建议使用。

PES奶瓶

优点: 较轻、耐摔且不易破裂,冲泡配方奶或蒸气消毒时不易产生化学毒素,不含环境激素,耐热180℃,可微波炉加热。

缺点: 易残留奶垢,不易清洗。

注意事项: 奶瓶内若有刮伤,须更换。使用专用奶瓶刷清洁,不容易刷伤瓶身。

Q 奶瓶如何消毒?

　　奶瓶或奶嘴都要消毒,又以"煮沸法"的杀菌效果较好。使用煮沸法时,须留意器具耐热度。奶瓶置入锅中,加冷水沸煮,5分钟后放入奶嘴,再煮3分钟即可。冷却后,将水沥干,并将水倒掉。锅经煮沸后是无菌的容器,可将消毒过的奶瓶置入原锅,用原本的蒸气消毒。

Q 如何选择奶瓶上的奶嘴?

　　合适的奶嘴,可避免呛奶并促进下颚发育。材质应选较硬,宝宝用力吸吮才能喝到奶的奶嘴。奶嘴的形状和尺寸,也是必须考量的重点。

● **圆孔:** 若依吸奶力和月龄区分尺寸,新生儿宝宝最好选择小圆孔(S),喝奶很急的宝宝,则更应避免使用大圆孔(L)。

● **Y字孔:** Y字孔的奶嘴出奶量,会随宝宝的吸奶力改变,因此不必更换尺寸,特征是宝宝吸起来比圆孔奶嘴还要吃力。

● **十字孔:** 出奶原理跟Y字孔相同,开口较大,适合当添加米、麦精在配方奶中,或喂果汁等有膳食纤维的饮料时使用。

怎么泡奶粉最正确?

● 第四步

　　一般婴儿配方奶粉罐中，皆会附赠舀奶粉的小汤匙，须注意的是，有些厂牌是30克；有些是60克；且舀奶粉时，一定要以平匙的方式，以免破坏当初设计的浓度。

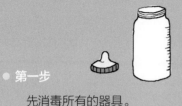

● 第一步

　　先消毒所有的器具。

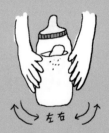

● 第二步

　　手上的细菌多，在泡奶粉前，务必记得先洗净双手。

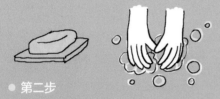

● 第五步

　　要让奶粉充分溶解，一般是用手左右滚动。要提醒妈妈的是，切勿将手指盖在奶嘴孔上，以免手上细菌沾染到奶嘴。此外，摇匀奶粉时不要上下摇晃，以免牛奶喷出。或以奶瓶盖盖住奶嘴，再摇匀。

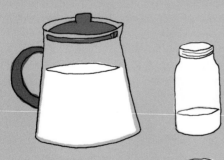

● 第三步

　　先加冷水再放热水，以免烫伤，市面上也有出售恒温的开饮机，但须确定开饮机中的水是经过100℃煮沸过的。

● 第六步

　　最后再将奶水滴在手腕上，只要是接近体温的温度，即可让宝宝食用。

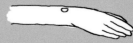

Q 不可以用饮水机泡奶粉吗?

饮水机是方便的饮水来源,但水加热到80~90℃,开饮机会自动跳到保温功能。由于1岁以前的宝宝肠胃道发育尚未完全成熟,抵抗力也比较弱,若是喝到储存过久或是杀菌不完全的水,容易导致肠胃炎,必须特别小心。

解决方式:水加热到80℃左右即有杀菌效果,不必太过担心。若仍不放**心,要将注入开饮机的水先煮沸,并定期清理开饮机,且开饮机中的水最好不要放置超过3天**。请记住,自来水用煤气炉煮沸后,最好打开壶盖再多煮5分钟,让水里的氯随蒸气排出,才能确保宝宝的健康无虞。

Q 泡奶粉不宜先倒热水?

冲泡婴儿配方奶时,一定要使用杀菌过的水。若是将生水倒入开饮机加热,无法得知杀菌是否完全,若有此疑虑,最好将煮沸的水倒入开饮机中。此外,平时也要经常维持开饮机的清洁,定期清洗内胆,否则即使倒入干净的水,也可能会受开饮机中的细菌污染。

至于泡奶粉的方式,**应先加入冷水再加入热水,泡奶粉的水温建议介于40~60℃**,因为水温过高可能破坏配方奶中的营养素。此外,一定要先将水盛到需要的量,才注入奶粉摇匀。

Q 泡奶粉是上下摇晃还是左右滚动?

盖上奶瓶盖,**最好以双手来滚动奶瓶,或用左右环状的方式摇晃奶瓶,将奶粉摇匀,以尽量不要产生气泡为佳**。若有气泡产生,只要在喂奶时,保持奶嘴前端充满奶液,就可以避免宝宝吸入过多空气而导致胀气。

Q 泡奶粉可以不照比例吗?

婴儿配方奶的浓度相当重要,多少水量搭配多少的奶粉才适合宝宝摄取,都是经过研究的。**若是泡得太浓,会使宝宝身体无法负荷,容易增加肾脏负担,太淡也可能无法摄取到足够的营养。因此,千万不要随意调整浓度**。过去也曾遇到过宝宝喝的奶量足够,但体重却没有增加的案例,一查才知问题出在浓度。

Q 用微波炉加热奶粉会温热不均？

绝对不要用微波炉加热奶粉，因为微波炉的温度分布不均匀，可能因此烫伤宝宝的嘴。泡奶粉后，必须先滴几滴在自己的手腕关节内侧，只要感到稍微有点温度，才能喂宝宝喝。此外，奶粉热过1次，没喝完的就应该丢掉，因为放置过久会让奶水中繁殖大量的细菌，这常常是宝宝出现腹泻的主因。

Q 奶瓶出现结块怎么办？

许多妈妈会发现宝宝喝完奶后，奶瓶底部有时会出现奶块，这就表示泡奶时，没有充分摇晃均匀，才会让部分奶粉结块堆积在瓶身或瓶底。**如果想避免这种情形发生，可以采取分次添加奶粉的方式，同时多摇几下，才能让奶粉充分溶解。**

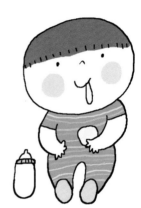

Q 罐内奶粉为何会结块？

由于奶粉是以喷雾干燥制造而成，结块表示已吸收了空气中的水气，水气温一提高，就可能出现细菌滋生的问题。因此，**当奶粉罐打开后，必须要在短期内食用完毕，同时也应注重保存，尽量少受潮。**

造成结块的原因很多，**最常见的原因是每次使用时，习惯以汤匙舀好奶粉，放入奶瓶中后，同时在瓶口边缘敲几下**，因为奶瓶内已经注入温水，水气上升就容易使小汤匙沾染水气，当小汤匙放回奶粉罐后，水气也跟着进入奶瓶罐中，一段时间后，奶粉就会结块。

Q 奶粉开罐不能超过1个月？

开罐后的奶粉存放尽量不要超过1个月，且须置于阴凉干燥处，并随时留意是否变色或结块，尽速食用完毕较佳。须特别留意的是，**婴儿配方奶开罐后，就不应该遵循保存期限，通常保存期限是指未开罐的情形下可存放的期限。因此建议在奶粉开罐后，最好能在瓶身加注开罐日期，以免超过适当的食用期限。**

常见喂奶问题

Q 宝宝奶量怎么计算？

很多家长会担心宝宝吃不饱，或发现食欲不佳，奶量一直没有增加。到底宝宝1天所需的奶量应如何计算？要吃多少才能满足现阶段的成长发育？

事实上，宝宝不会把自己饿坏的，只要宝宝饿了，妈妈就可以开始喂奶，等到宝宝喝饱了，自然就会出现不想继续喝的动作，例如把头转开，或松开嘴巴等。

奶量的计算方式，**以4个月内宝宝的配方奶为例，奶量大约是每天每千克体重需150毫升**。例如4千克的宝宝，1天的总奶量为150毫升×4=600毫升。6个月到1岁间，已开始添加副食品，奶量每天需600～900毫升。1岁以后，母乳、配方奶以外的食物才是宝宝的主食，只需早中晚各补充1杯（150～200毫升）奶类即可。

Q 宝宝喝奶超过1小时就停止喂？

一般来说，**平均喝奶时间每次应为20～30分钟，若宝宝的喝奶时间拉得太长，经常需要1个小时以上，不妨停止喂食**。毕竟"饿了就吃"是正常的反应，不但大人如此，宝宝也一样；如果他真的饿了，自然会积极地喝奶，若是爱吃不吃，或者边吸边睡，或许就表示他不饿。

Q 如何避免宝宝喝进太多空气？

喂食婴儿配方奶时，较容易吸进过多的空气，若要避免这种情况发生，**可将奶瓶稍稍倾斜，不让奶瓶前方堆积太多的空气，就能避免让宝宝喝进不必要的空气而造成腹胀。**

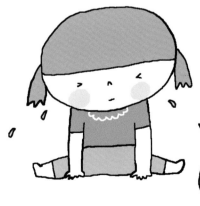

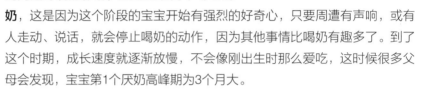

Q 宝宝什么时候会开始厌奶?

一般新生儿刚出生时喝奶都很专注,再加上饿了就哭、喝饱了就睡,因此体重增加的速度很快,**通常前3个月几乎每个月就可增加1千克。**

但到了3个月大以后,宝宝开始会受到周边环境的影响,边吃边玩而不专心喝奶,这是因为这个阶段的宝宝开始有强烈的好奇心,只要周遭有声响,或有人走动、说话,就会停止喝奶的动作,因为其他事情比喝奶有趣多了。到了这个时期,成长速度就逐渐放慢,不会像刚出生时那么爱吃,这时候很多父母会发现,宝宝第1个厌奶高峰期为3个月大。

Q 奶量忽然减少就是厌奶吗?

宝宝出现厌奶现象最常见的原因,分成病理和心理因素。若身体不舒服时,宝宝就会出现厌奶的症状。所以宝宝厌奶时,应注意是否为病理因素,当厌奶合并呕吐、便秘、腹胀或发热等现象时,应立即就医。

心理因素多半是吃腻了,宝宝从出生开始直到3~4个月大,几乎天天都喝同一种食物,因此可能出现厌奶现象。不过大多数的宝宝过了一段时间后,胃口就会逐渐回复。其实只要宝宝的活动力好、精神状况也佳,就没有大碍。

Q 如何改变宝宝半夜喝奶的习惯?

- 想办法让宝宝在晚上11点之前,就把1天的奶量喝完。
- 早上7点到晚上7点之间,拉长宝宝醒着的时间。
- 在白天的时间里,给他多一点的刺激和活动。
- 晚上11点的那一餐,一定要尽量保持安静,培养睡眠情绪及环境,如果宝宝这时半睡半醒,就很可能在半夜醒来。
- 让宝宝有白天、黑夜的分别,白天时尽量让房间明亮一点,晚上睡觉时,则尽量将房间弄暗。

Q 如何区分吐奶和溢奶?

想要辨别宝宝到底是溢奶还是吐奶，最直接的观察重点，就是从宝宝口里出来的奶水，是流的还是喷的。如果奶水是慢慢从嘴角流下来的，通常就是所谓的"溢奶"。但如果奶水的流量多、速度快，甚至是以喷的方式向外射出，就是"吐奶"。

新生儿阶段，溢奶十分常见，因为此时有生理性的胃食道逆流。待宝宝4～6个月，贲门括约肌发育成熟，溢奶现象就会自行改善。

Q 如何减少宝宝溢奶?

宝宝的胃容量小，如果1次喝太多奶水，或在大哭后马上喂奶，就会从嘴角溢出奶汁，这就是"溢奶"。

最好的解决方式为"少量多餐"，且在喂完奶后让宝宝躺下时，将床垫提高15°～30°，让宝宝的上半身在垫高的床垫上，或让宝宝向右侧躺，因为胃部的走向是由左至右，右侧躺可减少胃食道逆流而避免溢奶。此外，不要在宝宝大哭之后马上喂奶，也可以减少溢奶发生的几率。

但如果宝宝的溢奶状况很严重且频繁，就必须就医检查有无其他疾病的可能，例如肥厚性幽门狭窄等疾病，并且可以考虑用药物治疗，以加速胃部排空。若经过以上处理，大多可改善溢奶现象。

Q 宝宝不小心呛奶怎么办?

当宝宝呛奶时，新手妈妈总是手忙脚乱，处理原则只要掌握**轻拍、擦掉嘴角奶水、观察呼吸是否顺畅**等3个重点即可。

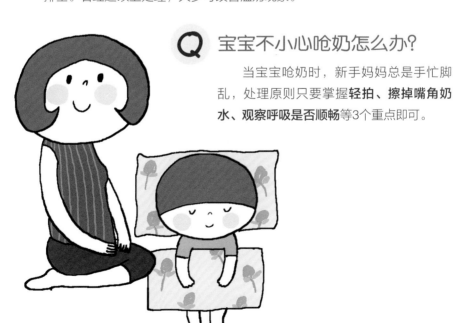

Q 喝奶后拍了5分钟，没打嗝就要停止？

在宝宝刚喝完奶后，将他抱坐在膝上，脸稍微朝下，或采直立式抱姿，让宝宝靠在肩膀上，然后轻拍宝宝的背部。并不是每个宝宝在拍嗝动作完成后都会立即打嗝，**如果持续拍了5分钟，都没有打嗝或排气，就不用一直拍到打嗝为止，有时太过用力，反而会让宝宝吐奶。**

此外，拍嗝时切记随时支撑宝宝的颈部，尤其是4个月前的宝宝，颈部肌肉尚未发育完全，要好好保护。拍嗝过后，可采直立式抱姿，让宝宝靠在肩膀上；喝完奶后15～30分钟内，最好避免让宝宝平躺，以免溢奶或吐奶。

Q 没特别原因不需要换奶粉？

妈妈应该先了解为什么需要更换奶粉，是因为宝宝出现厌奶现象？或是有便秘、腹泻等情形？最好的方式为事先请教小儿科医师，若是出现便秘、腹泻等现象，必须探究真正的病因。

一岁前宝宝并不是不能换奶粉，只是担心适应状况，1岁后换奶粉就像吃不同的水果，只是吃不同食物而已。**换奶粉时，要遵守"一次为限"的原则，即一次更换一种品牌，而非一日多种，并要"循序渐进"。**

以宝宝原奶量4匙为例，第1天为3匙旧奶粉＋1匙新奶粉，观察宝宝是否适应，若无不适则第2天为新2旧2、第3天新3旧1，如此直到第4天即可成功换成新奶粉。

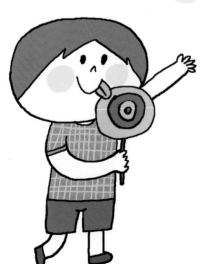

怎么喂宝宝吃药?

Q 宝宝不爱吃药，可以放在配方奶里喂吗?

　　一般来说，**并不建议直接把药物放在配方奶中，一方面除了担心配方奶可能会影响药物的吸收外，也容易让宝宝因为所熟悉的配方奶中出现苦味，而对配方奶产生排斥感。**不过，如果担心药太苦，可以在喂宝宝吃完药后，给他喝点果汁（例如苹果汁），或是喝点开水，降低口中的苦味。

　　喂宝宝吃药的确令人相当困扰，有时为了配合宝宝的服用意愿和需求，很多小儿科诊所都会在药物或药水中加入糖粉，减少苦味。如果药物真的很苦，不容易喂时，也可以在宝宝吃完药后，给予一些奖励性的糖水。

Q 可以给宝宝吃西洋参吗?

　　很多父母为了调理宝宝的健康，会采取中医疗法，最常见的方式，就是吃西洋参、八宝散等。其实如果宝宝生长发育的情况良好，并不建议婴幼儿服用中药，若需要时可请教中医师。

Q 宝宝长期吃"八宝散"会智能不足?

　　当宝宝哭闹不休而难以哄停时，长辈通常会用八宝散涂抹在宝宝的嘴里，让他安静下来。其实，**八宝散内所含的朱砂，虽有镇静、安神的作用，但也含有足以让人中毒的重金属。**

　　重金属对宝宝的肝、肾功能伤害大，使用后容易导致神经中毒，使宝宝智能不足，因此不建议服用。

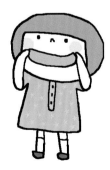
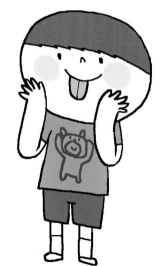

宝宝有哪些口腔问题?

Q 宝宝还没长牙，需要清洁口腔吗?

一般来说，宝宝约6、7个月大时，开始冒出小白牙，满周岁时，就可长出6~8颗乳牙。但由于每个宝宝的体质及遗传因素不同，并不是每个小孩都有一样的长牙时间和顺序。不过，**只要在1岁半前长出牙齿，都属于正常的范围，一般会在2岁半至3岁间长齐20颗乳牙。**

很多妈妈以为宝宝还没长牙前，不需要清洁口腔。其实，**从宝宝出生开始，就要开始帮宝宝清洁口腔。**等到第1颗乳牙冒出后，更应该时时为宝宝彻底做好牙齿清洁工作，才能维持口腔健康，预防龋齿。

Q 宝宝嘴里出现舌苔，对健康有没有影响?

舌苔就是牛奶的残渣，附着在宝宝的舌头或口腔黏膜上，通常是因宝宝喝完奶后，没有清洁口腔所造成。不过，**舌苔对宝宝的健康没有影响，也不会影响食欲，会随着宝宝年龄的增长而逐渐改善，**不用过于担心。

避免有舌苔最好的方式是，喂奶后，让宝宝喝一点温开水，或使用纱布清洁口腔，只要经常保持宝宝口腔的卫生和清洁，就不会有舌苔。

Q 1岁内宝宝容易有鹅口疮?

有2%~5%的新生儿会出现鹅口疮，大多发于1岁内的婴儿，主要是口腔黏膜表面感染了一种白色念珠菌所致。

新生儿会出现鹅口疮是因为出生时，接触到妈妈阴道附近的念珠菌，或是因为新生儿的口腔黏膜细嫩干燥、唾液又少，再加上抵抗力较弱所致，容易于出生后7~10天内发生。

预防方式:喂奶前洗净双手，宝宝的奶瓶及奶嘴固定消毒，尽量少使用安抚奶嘴妈妈注重乳头清洁，喂完奶后清洁宝宝的口腔，以消除口内残渣。

还应注意，若新生儿老是吃奶使不上劲而哭闹，就要检查一下宝宝舌头下的系带是否太长，与下颚连着，如果有此现象，必须及时就医把系带剪开，以免影响饮食和说话功能。

宝宝会遇到哪些肠胃问题?

Q 宝宝胀气怎么办?

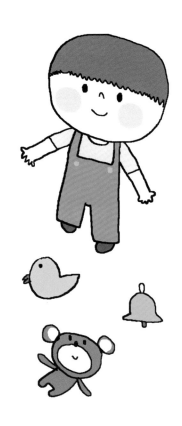

宝宝胀气时,最明显的症状是肚子鼓鼓的,且敲他肚子时,会有"咚咚咚"的声音出现。**胀气通常分成肠胀气和胃胀气,如果是"胃胀气",只要轻压宝宝的胃部,就会打嗝。但若是"肠胀气",轻压腹部,要过一阵子才会排气。**

1岁以内的宝宝较易胀气,若没有合并其他问题,大便正常、食欲好、活力佳,就不必担心。但如果宝宝出现食欲不振、便秘、原因不明的哭闹等,不妨利用上述方法先观察宝宝是不是胀气,同时协助将肚子里的气体排出,若气体排出却仍不适,就必须就医。

消除胀气的方法为:用手掌绕着宝宝的肚脐,做顺时针方向的按摩,可配合抹上薄荷油或胀气膏,刺激肠胃蠕动。按摩后盖上温毛巾,温敷5～10分钟即可。

Q 宝宝胀气需要调整配方奶?

虽然足月宝宝在母体内发育,出生后所有器官大多成熟,但其实还有很多的成长空间。例如,在前几个月当中,由于宝宝的腹壁肌肉还未完全发育好,弹性也不如成人,因而容易出现胀气。有时哭闹或吸奶的方式不正确,也会造成胀气。

亦可考虑以部分水解奶粉代替一般配方奶,观察胀气是否有改善。若腹泻则泡半奶,也就是水量一样但奶粉减半的泡法。

Q 新生儿便便是沥青色？

通常新生儿出生后的头几天，排出的便便就是所谓的"胎便"，胎便有点稠稠黏黏的，且不会臭，颜色有点类似沥青色或深墨绿色。3天之后，就会转化成黄绿色，最后呈金黄色的黏黏糊糊水水的新生儿大便。

Q 宝宝的便便，怎样才算正常？

母乳因为比较容易被吸收及消化，因此喝母乳的宝宝不容易便秘，且便便的形状，也比喝配方奶的宝宝软或稀。

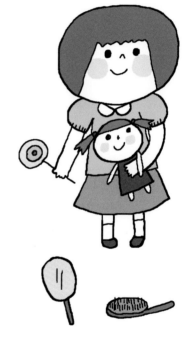

喝母乳和喝配方奶的宝宝，便便形状也不同。母乳宝宝除了便便次数多之外，大多出现金黄色、黄色、绿色、棕色或草绿色，形状有时稀水、有时较黏，或者会伴随如米粒大小的颗粒状，有的像蛋花汤，便味酸酸的。喝配方奶宝宝的便便颜色跟母乳宝宝差不多，但味道较重。

Q 宝宝拉肚子不代表罹患肠炎？

只要宝宝出现拉肚子的现象，父母们都会很担心。什么情形才算拉肚子？其实，所谓的"腹泻"，并不是单纯地指解出稀便或水便，更不用一定要和肠炎画上等号。**腹泻的判断标准，必须是和宝宝自己原来固定的大便形式、次数来比较，如果所含的水分增多，带有黏液或颜色产生变化，且大便的次数也比以往多才算是腹泻，大多数宝宝腹泻时会合并出现红屁股症状。**

Q 宝宝便秘怎么办?

如果宝宝排便一直很正常,却连续几天或1周都有排便不顺的问题,就有可能是便秘。最直接的确认方式,是到医院请医师检查是否只是单纯的功能性问题,还是有特殊的疾病出现。

如果是因为宝宝近期生活上有特殊转变,如换奶、添加副食品等,就诊时都要提供给医师作为诊断的依据。妈妈必须留意的是,宝宝一旦便秘,切忌自行到药店购买浣肠,不要忽略潜在疾病的可能性。

要预防便秘,可增加宝宝的活动量,并持续哺育母乳超过6个月。另外,到了添加副食品的阶段,可选择能增加膳食纤维的食材,例如香蕉泥、红薯泥、木瓜泥、猕猴桃泥等。

Q 同时喝母乳及配方奶,宝宝每天排便几次才算正常?

采取母乳和配方奶混合的宝宝,排便的时间和次数不一定固定,常和混合的比例及宝宝的年龄有关,大致上来说,**新生儿宝宝如果混合奶中的母乳比例较高,排便次数也会多。但1~2个月后,宝宝的肠胃功能成熟时,仍维持母乳比较高的混合比例,宝宝的排便次数就会略为减少。**

完全喝配方奶的宝宝,在宝宝出生后的前3个星期,每天约解便3~4次,每日排便次数会随着宝宝的周数成长而减少。

Q 如何预防宝宝腹泻?

● 未满月的宝宝尽量不要出门,以免受病菌感染。

● 所使用的奶瓶器皿等,一定要经过煮沸消毒后才可使用,喂食前也应先将双手洗净。

● 务必用煮沸过的开水冲泡奶粉(水温须控制在60℃以下),避免使用生水或未煮沸的水。

● 喝配方奶的宝宝,1岁以前食用的奶粉品牌尽量固定,不要常更换,以免宝宝适应不良。

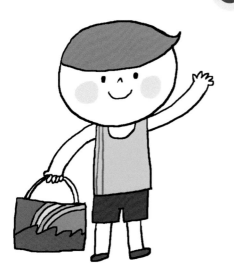

0～3个月宝宝最常发生的问题

Q 宝宝哭了就表示饿了吗?

很多妈妈以为,宝宝只要一哭就是饿了,会自责自己的奶水不够多,而给宝宝一些不必要的配方奶及葡萄糖水,这反而会让宝宝营养不均衡。**宝宝哭的理由很多,不单纯只是因为饿,他可能借着哭来表达他的需求,或者来发泄体内一些压力或过多的刺激。**

 宝宝哭的理由

- **真的饿了:** 如果距离上次喂食时间超过2小时,而且宝宝又有吸吮反射时,就表示真的饿了。
- **身体不舒服:** 尿布湿了、太冷或太热都会让宝宝觉得不舒服。
- **外界刺激:** 亮光、声音,或不同的气味,当环境改变时,宝宝最容易哭闹不已。
- **妈妈吃了刺激性的食物:** 有时妈妈吃了比较具刺激性的食物,宝宝也会比较烦躁。
- **宝宝只吃到前奶:** 在宝宝还没松口时,就停止一侧喂奶,宝宝会因为没有饱足感而哭。
- **想要被抱抱:** 有些宝宝需要安全感,若这种类型的宝宝哭泣,常常是希望被人抱着安抚。
- **也许身体有疾:** 宝宝是不是出疹子了,有没有红肿现象,是否蚊虫叮咬。

Q 不爱喝配方奶,可以用羊奶或豆浆代替吗?

羊奶或豆浆不能代替配方奶,不适合1岁宝宝当作主食饮食,因为羊奶或豆浆铁含量少且利用率差,易造成缺铁性贫血。

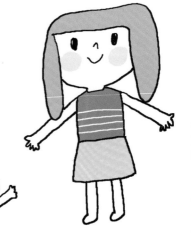

Q 爱哭宝宝需要安抚吗?

老一辈的人都会要求不要经常抱起宝宝,免得宝宝习惯人抱而变得不好带养。其实,在头几个月,**宝宝哭时给予立即且适当的反应并不会因此宠坏他。**只要先确认宝宝的哭泣所代表的意义,例如是否饿了,尿布湿了,环境太热或太冷等等,必须立即满足这些需求,便可以让他对你有充分的信任。

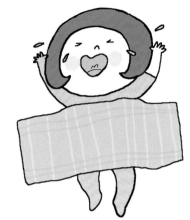

如果都不是上述情况时,可先等5～10秒钟,看他是否有自我安抚的动作出现,如果没有,再按以下顺序给予安抚:让宝宝看见你的脸;用温和的语调对他说话;手放在他的肚子上;将他舒服地包裹起来;抱起宝宝温柔地摇晃。

Q 可以用鲜奶取代母乳或配方奶吗?

鲜奶的蛋白质含量高,对1岁前肾脏未完全发育成熟的宝宝来说,易增加负担,且鲜奶的蛋白质中有不易消化的乳凝块,会阻碍肠胃道的消化。鲜奶的钙含量高,但是对小宝宝而言,和磷的比例却不够均衡。与1岁前小儿需要的营养成分不同,1岁后宝宝的饮食逐渐由流质饮食进展到固体食物,鲜奶是提供钙质的良好来源,宝宝每天需要1～2杯鲜奶或幼儿成长配方奶粉。但要注意,宝宝2岁前要以全脂鲜奶为主,2岁后可喝低脂鲜奶。

Q 需要喂宝宝葡萄糖水吗?

很多父母有"到底要不要喂宝宝葡萄糖水"的疑惑,有人担心刚出生的宝宝营养不够,在2餐间喂葡萄糖水。其实这是不需要的。

配方奶宝宝可在喂完奶水后,偶尔喝少量白开水,同时清洁口腔。**不适合喝糖水,是因为葡萄糖水的甜分会让宝宝不愿喝正餐的奶水,提前进入厌食期。**且糖水的营养成分又低于奶水,容易血糖高,没有饥饿感,因而容易因营养不足而长不大。此外,糖水在口腔内若停留太久,会酸化唾液,提早出现龋齿。再者,当宝宝小时候吃惯了甜食,日后很难戒除,以后容易导致肥胖。

 安抚宝宝的方式

- 让他看见你的脸。
- 用温和的语调跟他说说话。
- 把手放在他的肚子上。
- 将他舒服地包裹起来。
- 将宝宝抱起来。
- 温柔地摇晃。

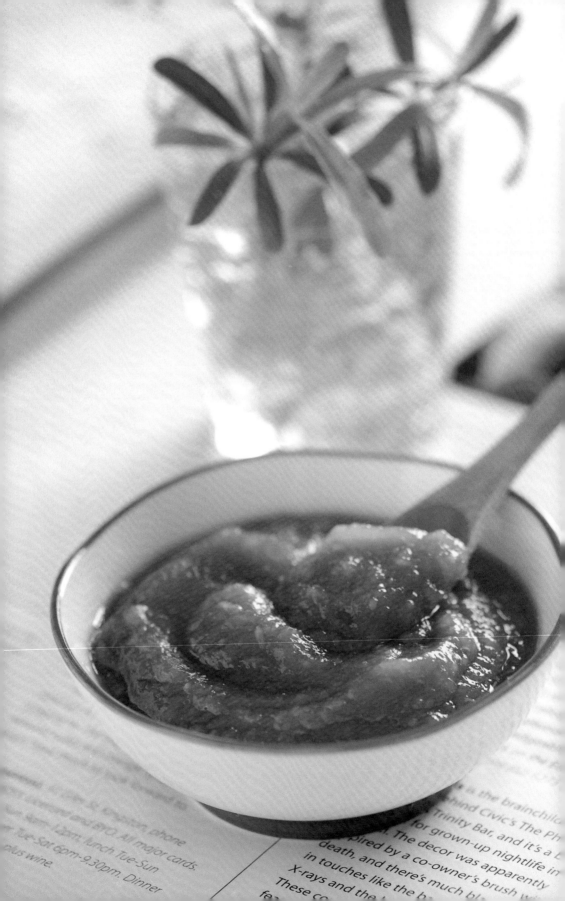

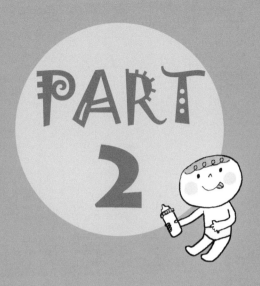

PART 2

4～12个月

宝宝吃副食品

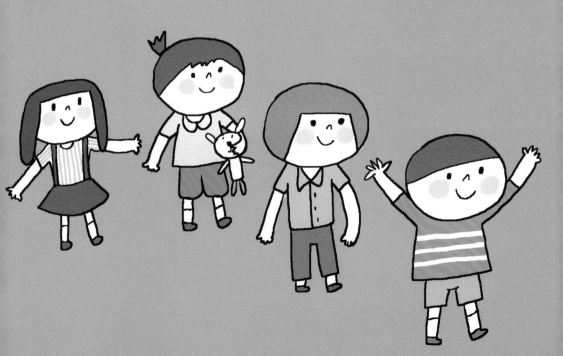

4~6个月 宝宝吃副食品

什么是副食品?

Q 什么是副食品?

宝宝逐渐长大后,母乳或配方奶的营养已经不足以供应宝宝的需求了,因此,为了让宝宝慢慢适应大人的饮食习惯,就要循序渐进地让他适应副食品。**副食品就是日本所谓的"离乳食",是指在宝宝能够完全接受固体食物之前的过渡期所吃的食物,只要开始进食固体食物,就应该算是正餐,而不是副食品了。**

副食品阶段可分为准备期(0~3个月)、前期(4~6个月)、中期(7~9个月)、后期(10~12个月)和完成期(13~15个月),食物的型态会从稀糊状直到小块状,质地的改变是为了配合宝宝口腔的发展,因此强求不来,且由于每个宝宝的发育情况不尽相同,副食品的喂食也应按个体差异而有所调整。

Q 为什么要添加副食品?

● 经过6个月后,妈妈的乳汁分泌量会逐渐减少,宝宝的食量也开始增加,这时光喝母乳已经不足以应付宝宝1天所需的营养。

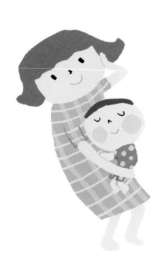

● 6~12个月大的宝宝,正是发展咀嚼和吞咽的关键期,对宝宝来说,咀嚼和吞咽能力是需要学习的,如果没有练习,1岁后就会拒绝尝试,即使肯吃,有时也会马上吐掉,造成喂食上的困难。

● 副食品能提供更多元、完整的各种营养,包括:热量、铁质和维生素,甚至是微量元素如锌、铜等。渐次给予不同种类的副食品,可让宝宝习惯多种口味,避免日后偏食的现象。

● 宝宝4~6个月大时,肠胃淀粉酶及各种消化酶已开始分泌,表示消化及吸收功能逐渐成熟,此时就可以开始练习吃副食品,以加强肠胃道功能,同时宝宝营养足够,才能更加健壮。

Q 何时开始添加副食品?

有的宝宝会在4个月左右开始接受副食品，但也有些宝宝要到6个月才开始。一般建议，**最快不能早于4个月，最晚则要在6个月内开始。**

Q 如何观察宝宝可以吃副食品了?

一般来说，泥状的副食品可以在宝宝4~6个月大时开始接触，怎样知道宝宝可以开始尝试呢? 通常判断的依据为: **宝宝看大人吃东西的时候会想要伸手去拿，宝宝看到大人吃东西会流口水，有时宝宝会张嘴，看起来像要吃东西，或把东西放在他的手里时，他会握得很紧。**

也有其他的判断依据可以参考，例如宝宝每日的奶量已达到1000毫升以上，同时喂奶间隔的时间固定等，都表示宝宝已经准备好了，是可以尝试吃副食品的时候了。

Q 如何顺利衔接副食品?

出生后满4个月，就可以考虑用稀释果汁或蔬菜汤，来作为宝宝衔接副食品前的准备。 目的是要让宝宝认识除了奶水以外的食物，并且让宝宝习惯用汤匙喝东西。

刚开始时，可以用汤匙舀出少量的汤汁试着喂食，此时如果宝宝用舌头推出来也不用担心，因为这是他生平第一次尝到不同的味道，不用心急，也不需有挫折感，只要坚持下去，宝宝就可以顺利地用汤匙喝汤汁了。大概用匙进食持续1~2周，宝宝才比较能接受用汤匙进食再吞咽的动作。

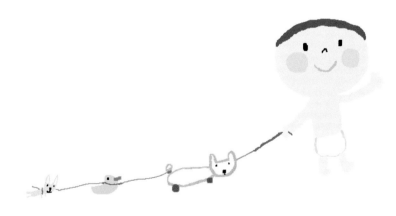

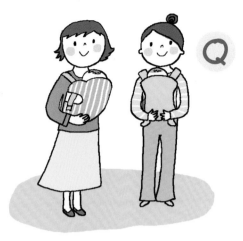

Q 添加副食品的顺序？

● 先从低过敏、淡口味的食物开始尝试。

● 1次只喂食一种新的食物，且从少量开始喂起，食物的浓度也应从稀到浓。

● 每一餐先从新食物吃起，不想吃了才加入已吃过的食物，5～7天添加一种新食物。

● 4～5个月时添加稀释果汁及蔬菜汤类，6～7个月时添加五谷根茎类，并尝试各种叶菜类和水果泥，8个月以上开始添加肉类。

Q 副食品就是稀饭吗？

很多老一辈的人以为，让宝宝开始吃副食品，就表示可以开始喂宝宝吃稀饭了，其实不然。宝宝吃副食品分阶段，通常在还没学会吞咽的阶段（5～6个月），刚开始是以能够用闭着嘴的方式吞下的食物为主，因此**通常会先以果汁、蔬菜汁来尝试，即使是稀饭，也可做成方便吞咽的水糊状**，之后慢慢减少水分，再视宝宝的反应来逐渐调整。

Q 宝宝没有厌奶，还要吃副食品吗？

很多父母误以为宝宝没有厌奶问题，就不需要吃副食品了。其实不然，有些宝宝会出现第一次厌奶期，但也有些不会出现。会出现厌奶的状况，大多是他的生理发展到了快要进入下一个阶段的准备期，通常经过一段时间，或做些改善后，这样的情况就不会出现。

但无论有没有出现厌奶期，在宝宝满6个月大左右，都可以考虑开始吃副食品，这是为了让宝宝能够学习日后成人饮食习惯所做的吞咽学习。同时，此时肠胃道各种消化酶分泌也趋成熟，吃入各种食物可训练肠胃消化功能，营养充分后，宝宝自然长得好。

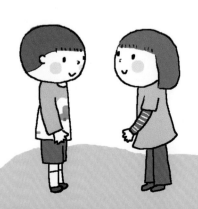

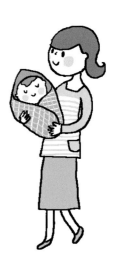

Q 母乳宝宝怎么添加副食品?

母乳也可以像配方奶一样制成副食品,例如将蛋黄捣碎,加进适量的母乳,就可以做成蛋黄泥当作副食品来喂食。

等到宝宝6个月大时,可以开始吃用母乳或开水泡成糊状的米粉,逐渐接触副食品,如果吃得不错,过几天可以再多吃一餐。这期间仍必须持续喂宝宝喝母乳,再依照宝宝的状况来逐渐调整喂食母乳的次数、每次喂食的分量和时间。

Q 早产儿也从4个月开始吃副食品吗?

早产儿的发育要以矫正年龄来计算,所以吃副食品的开始时间和一般宝宝不太一样,会比较晚。不过妈妈却不需要刻意等到某个月龄时才开始喂食副食品,如果观察宝宝发育已经达到该有的水准,就可以开始尝试。判断的方式跟正常宝宝一样:当他想伸手拿大人的食物、看到食物会流口水、嘴巴出现咀嚼的样子等,表示可以开始尝试喂食副食品了,这时就能从流质状和泥状的食物开始吃。

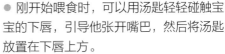

Q 喂副食品的方法?

● 刚开始喂食时,可以用汤匙轻轻碰触宝宝的下唇,引导他张开嘴巴,然后将汤匙放置在下唇上方。

● 只要宝宝会收受食物时,再轻轻取出汤匙。有时宝宝不会闭上嘴巴,或者会用舌头把食物推出,妈妈可以自己示范给他看。

● 由于宝宝是第一次尝试新的饮食方式,妈妈可以重复示范几次给宝宝看,只要事前有心理准备,等宝宝花时间练习,他会好好吞下去的,多点耐心即可。

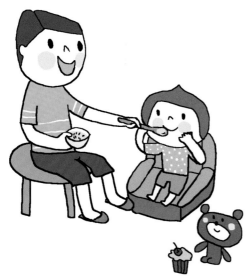

喂副食品要注意哪些事?

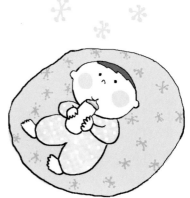

Q 喂副食品要注意什么?

● 副食品的喂食方式,最好是将食物装在碗里,用汤匙来喂,而非将食物放进奶瓶中,主要是要让宝宝开始接受大人的饮食方式,并且学习吞咽。

● 每喂食一种新的食物后,就要注意宝宝的排便和皮肤状况,看看是否出现腹泻、呕吐、皮肤出疹子或潮红等现象。如果喂食超过3天以上,没有上述不良反应,就可以再尝试新的食物。

● 每次喂副食品时,先从新食物开始尝试,待宝宝不想吃了,才开始喂已经尝试过的食物。

● 不要用大人的口味来评估食物的美味度,制作副食品应该以天然食材为主,不必特别添加盐、味素、糖等调味料。

● 喂副食品前1小时,最好不要喂奶,这样宝宝比较容易接受副食品。

● 制作副食品前,一定要将食材、用具及双手充分洗净,且不要将副食品放入微波炉内加热,以免因为温度不均匀而烫伤宝宝。

● 用汤匙喂宝宝吃米、麦精,是让宝宝练习以嘴进食和咀嚼的方式,但若宝宝出现厌奶的情况时,可将米、麦精放在奶瓶中和奶水一起冲泡给宝宝喝,补充因厌奶而摄取不足的热量。两者不冲突,可依实际情况调整。

● 可准备副食品专用的宝宝汤匙和制作器皿,避免使用触感冰冷或粗糙的金属制品、陶制品。

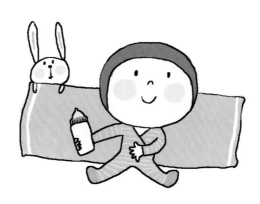

Q 喂副食品时妈妈要放轻松，宝宝才有食欲？

很多新手妈妈在第一次喂食宝宝吃副食品时，总是严阵以待，担心宝宝会不吃或哭闹，这样的情绪很容易传染给孩子，让他误以为吃副食品是一件严肃的事，反而会造成宝宝的不安。

正因为副食品阶段是让宝宝习惯大人饮食习惯的重要阶段，也是宝宝的第一次经验，妈妈应该要以轻松的态度，给他安全感。在喂食过程中，也可以对宝宝说说话："来～小嘴巴张开喔""很好吃的唷"等，当然也别忘了保持笑容。

只要让喂食的气氛充满愉悦，就能逐渐培养宝宝的食欲，下次喂食时，宝宝也就更能进入状况了。

Q 喂副食品是在喂奶前，还是喂奶后？

当宝宝逐渐习惯副食品，且能吃下稀饭、蔬菜泥及肉泥等食物时，就可以把喂食的次数增加。

喂食副食品的时间最好在喝奶前，也就是先给宝宝吃副食品，再喂他喝奶以补足不够的量。 1岁前都以这种方式进行，刚开始宝宝吃的副食品量一定不多，大部分的营养得从母乳或配方奶中取得。

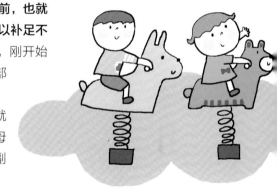

随着副食品量的增加，奶量就会递减，慢慢的就可以自然离开母乳或配方奶，把进食的重心放在副食品上面。

Q 开始吃副食品后，奶量要减少吗？

世界卫生组织WHO及国内婴幼儿肠胃营养专家们都建议，宝宝在1岁以前，母乳或配方奶才是主食，至于6个月至1岁间的副食品阶段，只是为了调整宝宝的饮食习惯所做的过渡时期，**所以添加的方式会以渐进式的方式进行，流质→半流质→半固体→固体的方式，就是希望宝宝能逐渐适应未来的饮食形态。**

因此，开始吃副食品后，奶量仍不需要减少，但到了1岁后，母乳和配方奶即变成副食品，此时就可以逐渐减少奶量了。

Q 宝宝进入副食品阶段后，需要完全断奶吗？

奶类也是人体所需的营养素之一，即使是成人，也应从食物中摄取足够的奶类。这里所谓的"断奶"，指的应该是摆脱奶瓶进食的方式，而非完全不碰奶类。

宝宝一天天长大，对副食品的需求也会日渐增加，过了1岁以后，以往所谓的副食品就变为主食，而奶类就成了副食。这个阶段，也正是需要帮宝宝脱离单纯只以母乳或配方奶为主食的过程，至于这个过渡时期，虽会逐渐减少奶量的摄取，但仍须每天喝足够的奶水，才能补充各种易吸收的营养素。

Q 如何让宝宝爱上副食品？

● 喂食副食品最好的时机，是在喂宝宝喝奶之前，当他肚子饿时，比较有兴趣接受新的食物；同时也须把喂食时间固定，让他养成规律，时间到了，就知道该用汤匙、小碗吃副食品了。

● 刚开始的喂食分量不要太多。

● 如果宝宝不喜欢某种食物，可以先喂食其他种类的食物，等过了一段时间后再做尝试。

● 宝宝若不爱某种副食品，也可改变烹饪的方式，用不同的口味来吸引他的兴趣。

● 当宝宝愿意尝试新的食物时，记得给予鼓励。

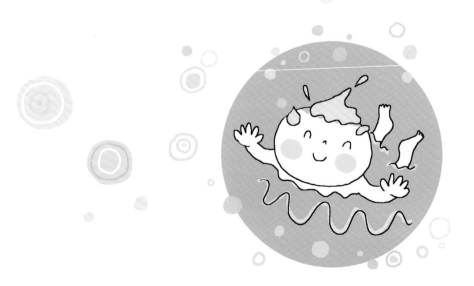

Q 果汁是宝宝的第一类副食品吗？

宝宝的第一类副食品是米、麦粉，如果怕宝宝会过敏，可以先从米粉开始喂起，米粉属于单一谷类，比麦粉致敏性更低。

纯果汁的甜度太高，容易影响奶量的摄取，所以并不建议作为宝宝的第一类副食品，若是想让宝宝喝点果汁，建议可以先用1:1的比例用开水稀释，1天喂食1~2次即可。不建议选用果汁当作其中一餐，即使已经稀释过，也不要当开水一样补充。

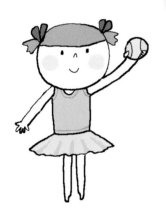

Q 副食品可以加热吗？

冷冻后的副食品，可以在宝宝要食用前的12小时，先将需要的分量放在小碗里拿到冷藏室中解冻，再依照平时的加热方式加热，即可喂食。

如果只是冷藏，可以直接放进电锅，外锅放3/4杯的水，蒸热后拿出放凉即可食用；**若是冷冻来不及解冻，也可分装到小碗里，电锅外锅放1杯半的水，等到电锅跳起来之后，再焖5分钟即可。**

Q 副食品存放不要超过3天？

上班族妈妈没时间每天制作副食品，可以1次制作多些，再把打好的食物泥分装，1周内的分量可以分装在小盒后制成冰块，等到要吃时，拿出想要的分量即可解冻加热，取用很方便。

至于冷冻的副食品，最好在2周内吃完，以免不新鲜，有害宝宝健康。

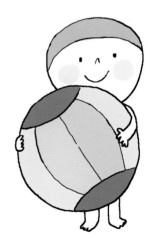

Q 副食品里可以加进中药材吗？

由于有些药材的特殊气味很强，容易让宝宝排斥日后的副食品喂食。所以，不建议副食品中加中药材。

Q 大人的外食也可当作宝宝的副食品吗？

　　大人的外食内容大多为高油脂、高盐分、高糖分等，不适合年幼的宝宝食用。此外，外食的食材选择，跟适合宝宝的副食品食材差距颇大，不建议拿来当作宝宝平常喂食的主要内容。

Q 没吃完的副食品，可以留到下一餐再吃吗？

　　宝宝当餐的分量没吃完，不要再拿去冰，或留到下一餐再食用，因为容易滋生细菌，损害健康。如果父母觉得可惜，不妨将它吃完，否则，**最好每次取用的量先从少量拿取，吃不够再拿较佳。**

　　等到宝宝开始吃一些糊状或泥状食物时，可以选择根茎类的蔬菜，例如南瓜、红薯、胡萝卜等，制成冰砖后冷冻保存，但至多3～4天内就得食用完。当宝宝可以开始吃淀粉类食物时，因为常常搭配一些蔬菜或肉类，食物种类较复杂，保存不易，最好准备1天内能吃完的分量。

Q 菜汁、勾芡类汤汁可以当作汤头吗？

　　经过烹煮后的菜汁、勾芡类汤汁，虽会有少量的膳食纤维流进汤里，但其中也**蕴含过多的调味料，会伤害宝宝的健康。**同时，这种汤汁并非菜肴中真正的营养所在，即使是成人都不建议食用，更何况是肠胃功能尚未齐全的宝宝！

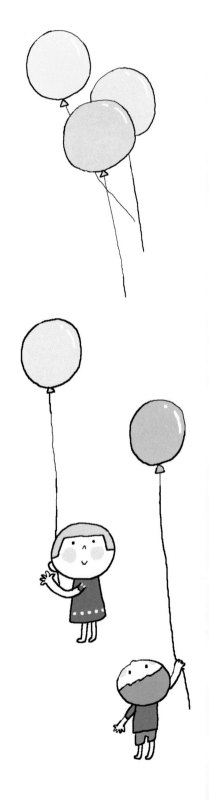

Q 不适合当作副食品的食材?

- **高纤维食材:** 如竹笋、牛蒡、空心菜梗等,宝宝比较不容易吞咽。

- **腌渍品食材:** 副食品的烹煮应以少油、少盐为主,过于重口味的食物如腌渍物、蜜饯等,还有含过多化学添加物的食物,对宝宝的肾脏是一大负担。

- **高硬度食材:** 像墨鱼、鱿鱼等不易煮烂的食物,很难让宝宝吞咽。

- **刺激性食材:** 辣椒、姜、蒜、胡椒、芥末等,口味都太刺激,都不适合过于年幼的宝宝食用。

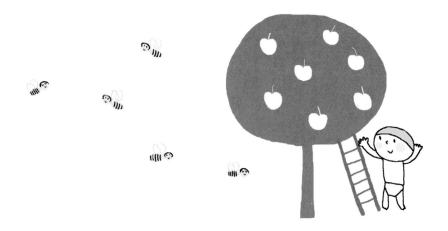

Q 制作副食品的工具有哪些?

制作副食品并不需要使用特殊的工具,但为了保持食物干净及保存方便,最好准备专属的工具。一般制作副食品会使用到的工具包括:

- **专用调理器:** 市面上均有销售专用调理器,十分简便又容易清洗,可帮妈妈节省不少时间。

- **制冰盒:** 1次大量制作的高汤或米粥,可以用制冰盒分成小格制成冰块,食用前解冻再加热就可以了。

- **保鲜盒:** 制成冰块的米粥或高汤,在冷冻前先放入密闭的保鲜盒内再冷冻,就不会沾染冰箱内的异味。

- **量秤工具:** 制作食谱时需要的器材。

- **榨汁机:** 可以很简单地榨出柑橘类水果的汁。

- **过滤布:** 做蔬菜汤或果汁时,必要的滤渣工具。

- **单人锅:** 宝宝食量小,使用约1碗分量的单人锅最方便。

Q 哪些食物容易引起宝宝过敏？

高蛋白质成分的食物较易引发过敏，例如：蛋白、麦类（大麦、小麦、燕麦、荞麦等）、玉米、大豆、海鲜类（尤其是带壳的虾、蟹、贝类）、坚果类（花生、核桃、杏仁、腰果）。水果则有猕猴桃、芒果、柑橘类等。

宝宝若对食物过敏，吃后可能产生腹泻、呕吐、身体局部或全身发痒、起疹子、红肿，或口腔旁边起疹子等现象。

除非父母本身或家族中有人确定对上述某种食物过敏须避免，其余建议满6个月以上才食用，且须观察宝宝食用后的变化。

Q 如何增加副食品种类和分量？

根据心理学家的研究指出，婴幼儿开始尝试新鲜食物，至少需要8～10次的接触和品尝才会接受，所以如果宝宝一开始不喜欢吃副食品，不要只有1~2次尝试失败就放弃。

等到宝宝适应后，就可以逐渐增加副食品的分量和种类，但每一种食物最好是吃5～7天后，若没有出现腹泻、呕吐等不舒服现象，再试着增加第2种食物，不要隔1天或2天就更换新的食物，以免过敏时找不到过敏原。可以先从液体食物开始尝试，等到适应后，再尝试半固体食物，之后逐渐更换适当的副食品种类和内容。

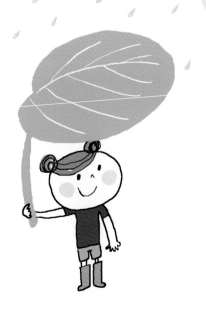

Q 可用奶瓶喂食副食品吗？

很多父母将副食品直接放在奶瓶中喂食，其实喂食宝宝吃副食品的目的之一，是要让他习惯用汤匙进食。如果宝宝不习惯用汤匙吃副食品，日后容易排斥牛奶以外的食物，造成副食品摄取状况不佳，营养不均衡，**有时过了1～2岁后还在使用奶瓶，甚至会影响咀嚼和口语能力。**

如果刚开始喂食副食品时，宝宝总是用舌头将食物往外推，不见得是他不喜欢吃，而是还不习惯用汤匙喂食，这时就需要父母的耐心和鼓励。

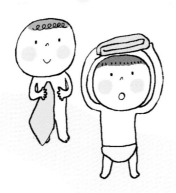

Q 副食品需要添加调味料吗？

所有自制的副食品都必须煮熟后再给宝宝食用。由于宝宝味觉敏感，建议只要以清蒸或水煮的方式烹调即可，最好不要用油炸或煎炒等方式制做。一来是要减少油脂的摄取，二来可降低宝宝的肠胃负担。

以简单的鱼类菜肴来说，清蒸、煮汤等都是不错的选择，由于鱼类本身就有咸味，过多调味料会使宝宝习惯重口味饮食，并增加肾脏的负担，**建议刚开始不要放调味料，等到宝宝满1岁后，一定要添加盐，避免钠摄取量太低，造成电解质不平衡，但仍不建议添加过多的调味料。**

Q 处理副食品的砧板要另外准备吗？

平常处理蔬菜和肉类、生食和熟食的砧板就应该分开，制作宝宝的副食品也应秉持这样的原则。**若能和大人使用的砧板分开当然最好，若不行，最好在制做宝宝的副食品前，先用煮沸的热水烫过砧板再使用。**

Q 清洗宝宝的餐具，需要用特别的洗涤剂吗？

一般来说，制作副食品时很少用过多的调味料及食用油，所以通常只要用清水就能洗净，不需要使用洗涤灵等清洁剂。若讲究一点，可用热水烫过，之后再放在干净的地方晾干即可。**只要每次使用后顺手洗净，就没有和大人餐具一起洗的疑虑。**

Q 一定要准备宝宝专属的餐具吗?

帮宝宝准备专属的餐具,须选择适用的材质。此外,养成宝宝习惯吃副食品的好方法之一,就是**选择一套宝宝专属的儿童餐具,以吸引他的注意力,让他逐渐对副食品产生兴趣,进而养成习惯。**

Q 吃了副食品,宝宝开始厌奶怎么办?

从开始喂食副食品后,宝宝的确会出现厌奶的现象,这是正常情况,不必过于担忧,厌奶的状况很快就会停止。

如果宝宝6个月大时就出现厌奶现象,此时应检查宝宝的排便状况,以确认有没有消化不良的情形,同时观察是否有活动力不足或其他生病现象,若没有,则慢慢添加副食品的量和种类,宝宝一样可以从副食品中获取充足的营养素。

Q 素食宝宝营养能均衡吗?

素食宝宝因为食物的选择有所限制,容易缺乏铁质及B族维生素。**如果父母碍于种种因素,需要让宝宝吃素,建议应以蛋奶素食为主,才能让宝宝摄取到足够的钙质和B族维生素。**

对素食宝宝来说,豆类制品格外重要,因为可提供植物性蛋白质,是宝宝唯一的氨基酸来源。此外,动物性食物中的铁质吸收利用率较高,因此素食者容易出现缺铁性贫血,进而出现食欲变差、活力不佳、长不大等现象,这些都是父母须特别留意的。

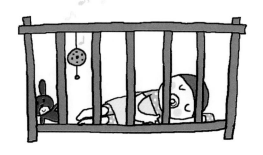

Q 吃了副食品后，便便变硬了？

宝宝所吃的食物改变，会让肠道里的消化、吸收功能也跟着改变，有时会发现宝宝吃了副食品后，便便成了羊屎般一小块一小块的。若宝宝只是稍微用力就能排便，那么稍微有点硬是没有多大关系的，但须注意肛门口是否有严重破皮，若有就需要治疗，以免造成日后排便障碍。

如果便便真的很硬，且宝宝原本是天天排便，吃了副食品后却变成好几天都没有排便时，就可能是便秘。首先，让宝宝多喝水是必要的应急措施，接着，要多选择纤维量高的食物当作食材，例如红薯、木瓜、猕猴桃等。如果仍未能改善，就要到医院请医师诊断及治疗。

Q 吃副食品后，便便成稀软状，是怎么回事？

给宝宝开始喂食副食品后，要观察宝宝的消化状况，最直接的方式是观察粪便的形状，如果大便变得较稀软，或次数变得比以前多，都应该重新检讨副食品的喂食方式是否正确。最有可能的原因，是1次给了过多种类的副食品，也可能是分量过多。

解决的方式是从头开始，也就是从每次1小匙开始喂起，以慢慢增量的原则，谨慎进行。如果修正副食品的喂食方法后，仍旧发现便便还是呈稀软水样状，务必到医院做进一步的诊治。不过，开始喂食副食品后，确实会让宝宝的便便出现不同的现象，变硬或变软都有可能。

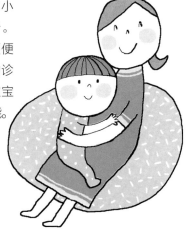

4～6个月副食品

1匙=宝宝配方奶泡30毫升的匙　　1杯=100毫升=乳酸饮料1瓶

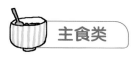 **主食类**

Q 哪些食物是4～6个月的宝宝还不能碰的？

4～6个月是宝宝刚刚接触副食品的阶段，最好以味道清淡的食物开始尝试，需视其发育状况，改变食物的种类和硬度。

● **过硬或过稀的食物：** 刚开始练习吞咽和咀嚼时，宝宝无法吞咽太硬的食物，也容易呛到，所以先要以汁为主。当尝试过不同味道，已会用汤匙吞咽，则增加浓稠度，便于喂食和吞咽。太稀的食物，宝宝不易吞咽。

因此，不易引起宝宝过敏的米汤，是较适合让宝宝尝试的第一次主食类副食品。

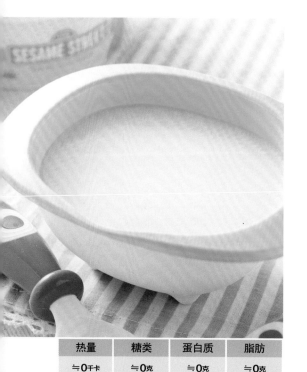

米汤

1人份

材料
大米15克，水150毫升。

做法
将米加水煮成稀饭，煮开后，再以小火焖煮，中间不时以汤匙搅拌，避免粘锅，当煮到似勾芡粘着状时，即可熄火，捞上层的米汤给宝宝喝。

TIPS
　　此时尝试的米汤，未吃到米粒，喝的量也少，所以热量不多，几乎没有营养素。

热量	糖类	蛋白质	脂肪
≒0千卡	≒0克	≒0克	≒0克

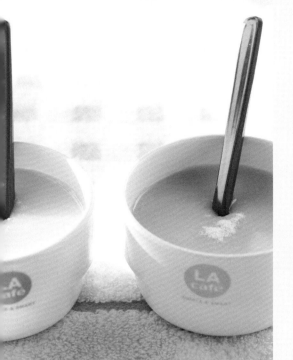

热量	糖类	蛋白质	脂肪
18.83千卡	4.16克	0.39克	0.07克

米精

①
人份

材料

市售现成米精5克（2匙约5克）。

做法

可直接加水50毫升，或将母乳或配方奶，调成稀水状，再以汤匙喂食。适应后可逐步减少水分，变成5克米精配30毫升的水，即每1毫升有0.63千卡热量。

TIPS

各品牌的米精，营养成分会有些许不同。

Q 何时可让宝宝吃米精？

米汤适应良好，即可进阶到米精，由稀到浓慢慢调整，主要训练宝宝的吞咽能力。对于厌奶宝宝，可在奶水中加些米精，给予不同的味道，增加进食量。但仍建议一定要以汤匙尝试喂食，才有助训练吞咽能力。

Q 如何选择米精？

当宝宝满4个月后，肠胃道中的消化酶已渐渐成熟，这时可用谷类食物当作副食品。以挑选合格的大品牌较为放心，毕竟大品牌有较严格的品质控管，品质相对比较稳定。

此外，挑选时也要留意包装是否完整、是否超过有效期限，还必须详读包装上的使用说明及产品成分。

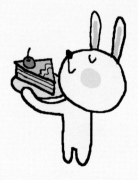

Q 什么是米糊?

米糊较米汤浓稠，但又较米粥来得稀，几乎是看不出米粒状；要达到米糊状态，可以用果汁机搅打再过滤。烹煮时先使用干净的过滤水，将洗好的米用水略为浸泡，这样烹煮会容易煮烂，宝宝也较易吸收。

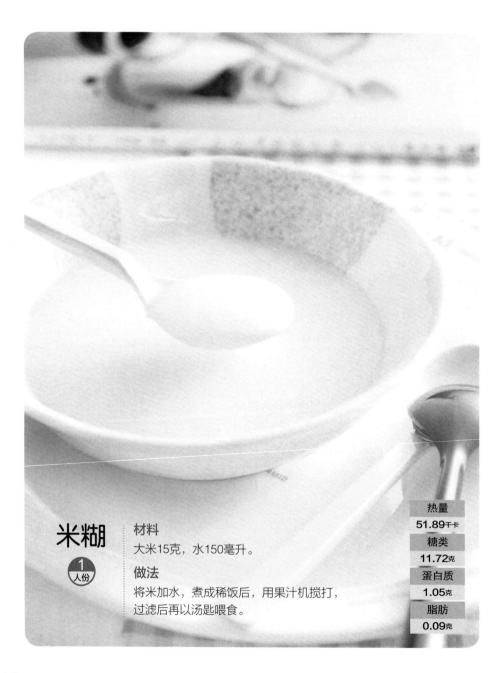

米糊

1 人份

材料
大米15克，水150毫升。

做法
将米加水，煮成稀饭后，用果汁机搅打，过滤后再以汤匙喂食。

热量
51.89千卡
糖类
11.72克
蛋白质
1.05克
脂肪
0.09克

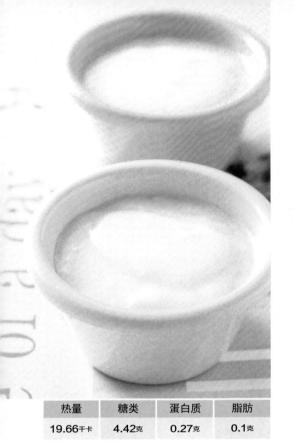

麦精

①
人份

材料

市售现成麦精5克（2匙约5克）。

做法

可直接加水50毫升，将母乳或配方奶调稀，以汤匙喂食。宝宝适应后可逐步减少水分，变成5克麦精搭配30毫升的水。

TIPS

各家品牌的营养成分会有些许不同。

热量	糖类	蛋白质	脂肪
19.66千卡	4.42克	0.27克	0.1克

Q 宝宝适应米精后改吃麦精，较不易过敏？

米精、麦精的喂食顺序，应以米粉为先，因为有些宝宝会对麦粉的麸质过敏，造成拉肚子等过敏反应，严重过敏的宝宝，可在6个月以后再尝试用麦粉喂食。目前市售的米、麦粉，冲调方便，比传统大费周折地用米磨成"米麸"要来得方便快捷，有些品牌还有去除麸质的麦精，对麦麸过敏的小孩可以尝试。

市售米精和麦精，其泡法不需像冲泡奶粉的使用量那样精准，可使用配方奶中30毫升或60毫升汤匙秤量。米、麦粉（精）可以直接用开水或奶水泡成糊状（先从1匙开始），慢慢喂食，且最好在宝宝肚子饿时吃。

操作过程：把配方奶或母乳先准备好，再把1匙的米粉放进干净的碗中，加入适量的奶水搅成糊状让宝宝吃，等到米糊吃完后，再把剩下的奶水用奶瓶喂食即可。如果顺利，过2天就可以增加米粉量，逐渐减少奶水的喂食量（若宝宝仍吃得下同样的奶量，就不需要减少）。

建议先吃米、麦精等主食类的副食品，吃完后再喝奶，果汁、蔬菜汁可以在点心时段食用，逐渐衔接到大人的饮食习惯。

Q 燕麦片的量增加时，要给宝宝补充水分？

燕麦富含水溶性膳食纤维，会增加便便的体积，但若摄取的水分太少，会造成便秘。最先刚开始尝试副食品的宝宝，还不需额外刻意增加水分，若进食燕麦片的量增加，可酌量给予水分。

Q 宝宝的B族维生素来自糙米？

为了从小可以让宝宝养成健康的饮食习惯，可选择粗糙未加工的主食类，糙米含有的B族维生素和膳食纤维相对较白米多。用糙米煮粥时，因为其中所含的纤维，宝宝还不太会吞咽，所以一定要用果汁机搅打，将纤维打散以利于吞咽。

Q 让宝宝不挑食，可以尝试不同的主食？

尝试不同的主食类，像燕麦、小米等，可以给予宝宝多元化的口味，培养不挑食的均衡饮食习惯。

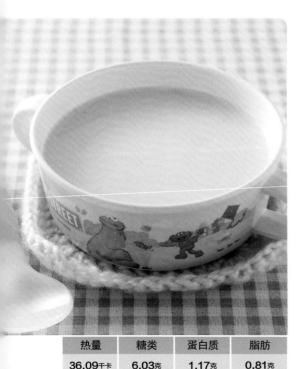

燕麦糊

1 人份

材料
燕麦片3匙（约9克）或燕麦粉2匙。

做法
燕麦片煮熟，用果汁机搅打过滤后，可再加母乳或配方奶，以汤匙喂食。燕麦粉可用热水冲食。

TIPS 有些宝宝会对麸质过敏，制做此副食品时，建议可选用市售无麸质配方的燕麦片。

热量	糖类	蛋白质	脂肪
36.09千卡	6.03克	1.17克	0.81克

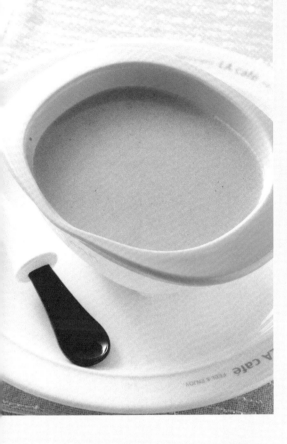

糙米糊

 1人份

材料
糙米80克，水500毫升（1次可煮多一点，煮后分装冷冻储存，食用时再解冻加热）。

做法
糙米泡水2小时，煮成稀饭后，用果汁机搅打，过滤后以汤匙喂食。

热量	糖类	蛋白质	脂肪
52.22千卡	11.0克	1.11克	0.42克

小米糊

1人份

材料
小米10克，水150毫升。

做法
小米煮成粥后，用果汁机搅打，过滤后以汤匙喂食。

热量	糖类	蛋白质	脂肪
36.19千卡	7.33克	1.11克	0.27克

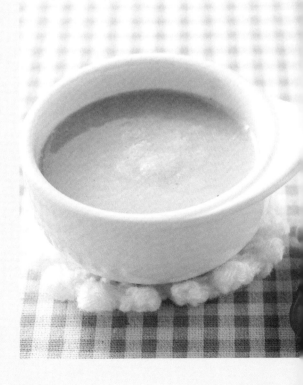

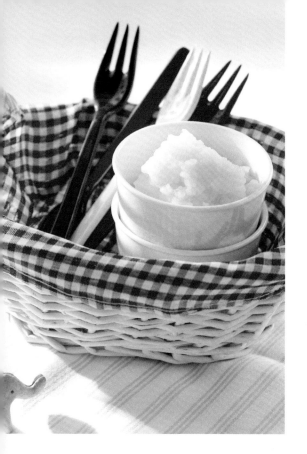

土豆泥

材料

土豆40克。

做法

土豆去皮，切小块，蒸熟，用汤匙压成泥状，可再加水、母奶或配方奶，用汤匙喂食。

热量	糖类	蛋白质	脂肪
23.85千卡	4.95克	0.81克	0.09克

红薯泥

材料

红薯50克。

做法

红薯去皮，切小丁蒸熟，用汤匙压成泥状，再加水、母奶或配方奶拌匀，用汤匙喂食。

热量	糖类	蛋白质	脂肪
48.44千卡	11.44克	0.4克	0.12克

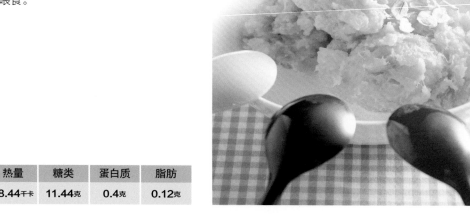

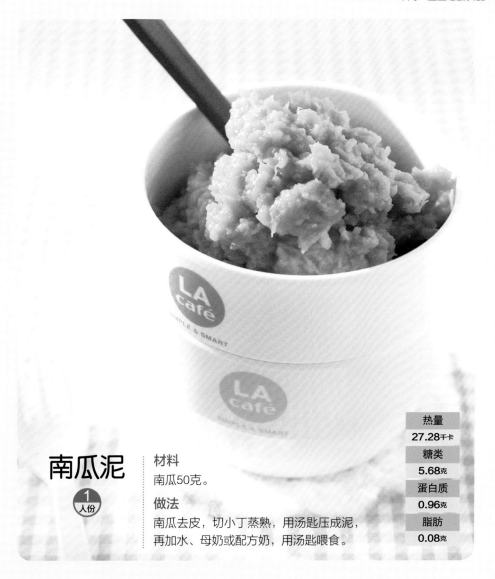

南瓜泥

（1人份）

材料
南瓜50克。

做法
南瓜去皮，切小丁蒸熟，用汤匙压成泥，再加水、母奶或配方奶，用汤匙喂食。

热量
27.28千卡
糖类
5.68克
蛋白质
0.96克
脂肪
0.08克

Q 宝宝吃红薯要防胀气？

红薯属于易产气的食物，有些宝宝吃了红薯会胀气，若宝宝出现不舒服，可以等宝宝长大一点，不会有不舒服的反应后再食用。

Q 宝宝吃了南瓜后，容易挑食？

以主食类来说，南瓜较甜，若担心宝宝因吃了南瓜而挑食，建议先从米、麦类开始，最后再尝试南瓜泥。

Q 宝宝吃海带粥会不会太咸？

刚开始给宝宝吃海带粥，量一定不要多，目的是为了让宝宝尝试不同的口味变化；海带提供天然的鲜味和盐味，制作时不必再添加调味料。

Q 若宝宝吃腻了米精，饮食还能有什么变化？

米精或米糊可逐步和尝试过的水果和蔬菜混合，做不同的变化。吃过米糊后，可尝试不同汤底的米糊，如海带可提供天然的鲜味和盐味。

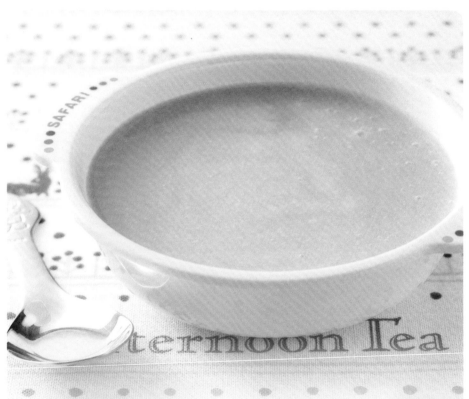

海带粥

1 人份

材料
干海带1片，大米半杯（量多可冷冻分次食用）。

做法
干海带泡水，沸煮，再和大米一起煮成粥，捞起海带，将粥用果汁机搅打成糊，以汤匙喂食。

热量
69.16千卡
糖类
15.62克
蛋白质
1.4克
脂肪
0.12克

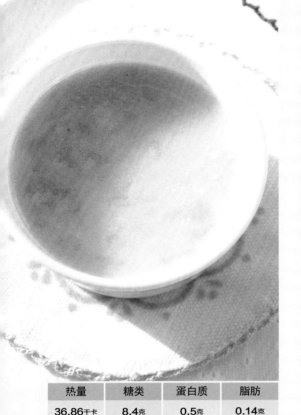

苹果米精

1 人份

材料
苹果1/4个，市售原味米精2匙，水20毫升。

做法
苹果磨成泥，和市售原味米精加水搅拌均匀，再用汤匙喂食。

TIPS
　　原味米精可加各种不同口味的水果，又是不同的变化，若是忙碌的上班族妈妈，亦可考虑使用市售已有水果调味的米精。

热量	糖类	蛋白质	脂肪
36.86千卡	8.4克	0.5克	0.14克

水梨糙米糊

1 人份

材料
水梨1/4个，糙米糊20克。

做法
水梨压出汁后，和糙米糊混合均匀，用汤匙喂食。

TIPS
　　糙米糊的颗粒比白米糊粗，对于还不太会吞咽的宝宝，可用食物果汁机搅打，调整到适合宝宝的口感。

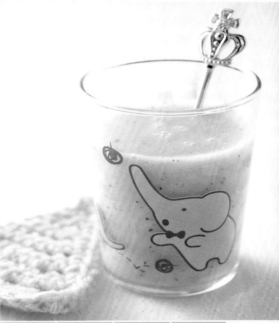

热量	糖类	蛋白质	脂肪
65.63千卡	14.03克	1.23克	0.51克

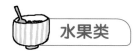 **水果类**

Q 果汁的制作方式？

宝宝4个月大左右，就可以开始尝试流质的食物，当作副食品的准备期。刚开始制作时不必使用果汁机等工具，最好是以新鲜水果现榨的果汁为主，才能让宝宝立刻吸收水果中的营养素。但须注意制做前务必先洗净双手，甚至连榨汁的纱布、汤匙、滤网、磨泥器等，都要洗干净并消毒。

Q 果汁和蔬菜汁的喂食要领？

在让宝宝准备衔接副食品前，可以试着在上午的每餐喂奶之间，或者活动之后，用奶瓶喂食新鲜果汁或蔬菜汁，不过，刚开始虽可以先用奶瓶喂，但若怕宝宝出现和乳头混淆的现象，最好先用汤匙少量喂食，但要小心别让宝宝呛到。

此外，喂食的时机最好在两餐母乳或配方奶之间，不要喧宾夺主让宝宝靠果汁喝饱，因为**4～6个月喂副食品的目的，只是让宝宝尝试各种味道，学习以汤匙吞咽**，并非主要热量来源，些时的奶量一天大概需要800毫升左右，每天要喝足该有的奶量才行。

刚开始可以每天给一种果汁，观察没有出现过敏现象时，再给新的种类。等到开始吃副食品时，切记在每天2次的副食品喂食中，最好能1次喂蔬菜汤、1次喂果汁，让宝宝得到丰富的营养素。

Q 第一次喂宝宝果汁要先稀释？

水果含有甜度及酸度，对于初次食用的宝宝，一定要先以冷开水稀释，等宝宝适应后才循序渐进地增加浓度。

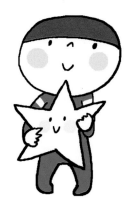

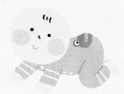

Q 喂宝宝果汁以当季水果为主？

宜选择当季且新鲜、多汁的水果，例如橘子、橙子、柳丁、西瓜、西红柿（有过敏体质的宝宝最好避免）、水梨等。

● **4～6个月：** 果汁每天可给宝宝喝2次（但不能当作主餐），每次5～10毫升。

● **7～9个月：** 每天的果汁量可增加到30毫升，喂食方式可以使用汤匙直接挖果肉磨成泥给宝宝吃，最适当的水果为香蕉、苹果、木瓜等。

Q 果汁先从苹果汁开始？

苹果是水果类中较不容易造成过敏的水果，建议宝宝第一次的水果汁从苹果开始。

苹果汁

材料
苹果1/4个。

做法
苹果削皮，以研磨器研磨，将过滤的苹果汁以1:1的方式兑水，用汤匙喂食。

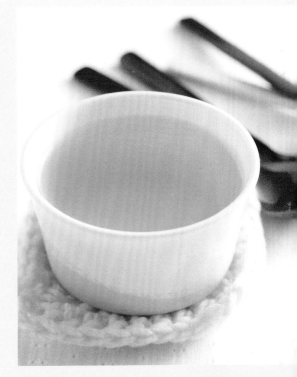

热量	糖类	蛋白质	脂肪
15.42千卡	3.63克	0.09克	0.06克

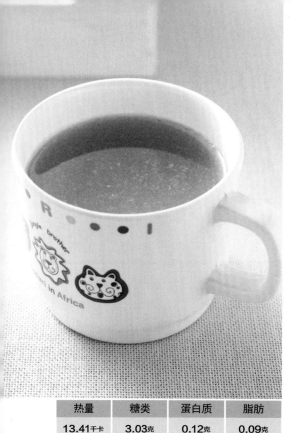

丰水梨汁

1 人份

材料

丰水梨1/4个。

做法

丰水梨削皮，以研磨器研磨丰水梨，将过滤后的丰水梨汁，以1:1的方式兑水，用汤匙喂食。

热量	糖类	蛋白质	脂肪
13.41千卡	3.03克	0.12克	0.09克

香瓜汁

1 人份

材料

香瓜1/4个。

做法

香瓜去皮，将瓜肉以汤匙挖出，置于碗内，以汤匙压挤出汁再用汤匙喂食。

TIPS

初次喂食前加冷开水稀释后喂食，浓度由稀渐浓。

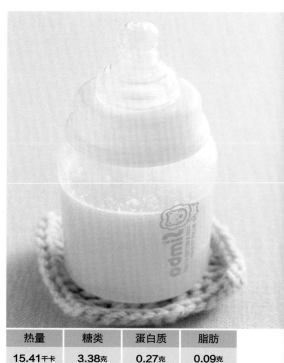

热量	糖类	蛋白质	脂肪
15.41千卡	3.38克	0.27克	0.09克

Q 丰水梨可帮助宝宝排便?

丰水梨含有丰富的果胶，可帮助排便，便秘的宝宝，可慢慢由喝丰水梨汁变成吃水梨泥。

Q 宝宝多喝哈密瓜汁，有助眼睛保健?

哈密瓜含有 α 胡萝卜素和 β 胡萝卜素，能提供皮肤和眼睛所需的营养素。

哈密瓜汁

材料
去皮哈密瓜1/6个。

做法
用汤匙挖出瓜肉，放于碗内，用汤匙压挤出汁，用以汤匙喂食。

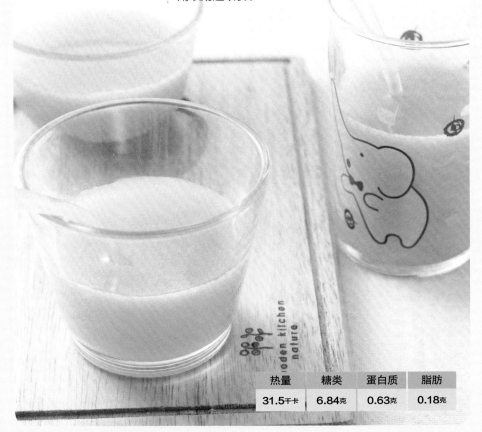

热量	糖类	蛋白质	脂肪
31.5千卡	6.84克	0.63克	0.18克

Q 宝宝多吃西洋梨可防感冒?

西洋梨含维生素A及胡萝卜素，能增强黏膜对于感冒病毒的抵抗力。此外，西洋梨所含的果胶，能帮助消化，增强肠胃蠕动，增加粪便量。

Q 过敏宝宝不要喝西红柿汁?

有少数的宝宝会对西红柿过敏，除非是真的严重过敏，才建议在1岁以后尝试，否则可以当成一般水果轮流替换。

西洋梨汁

1人份

材料
西洋梨80克。

做法
西洋梨去皮，用汤匙压出汁来，再用汤匙喂食。

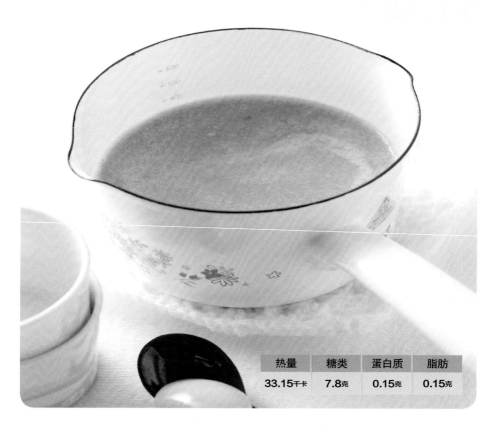

热量	糖类	蛋白质	脂肪
33.15千卡	7.8克	0.15克	0.15克

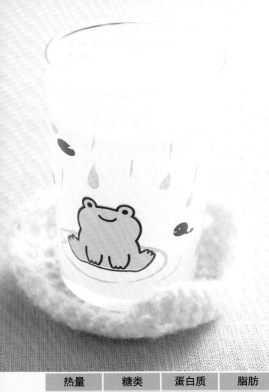

菠萝汁

1人份

材料

新鲜菠萝1片（约30克）。

做法

菠萝去皮，切小块，用汤匙压出汁来，再用汤匙喂食。

TIPS

新鲜的菠萝含有菠萝酶，可帮助消化。

热量	糖类	蛋白质	脂肪
15.54千卡	3.48克	0.27克	0.06克

小西红柿汁

1人份

材料

小西红柿3颗。

做法

将小西红柿对切，用汤匙压出汁，以1:1的方式兑水稀释，再用汤匙喂食。

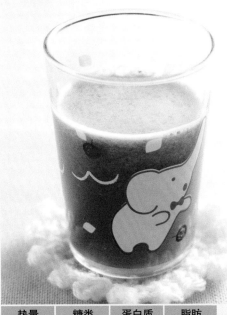

热量	糖类	蛋白质	脂肪
9.35千卡	1.3克	0.34克	0.31克

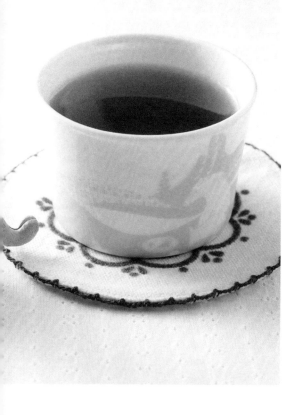

葡萄汁

材料

葡萄2颗。

做法

❶ 将葡萄洗净置于碗内，以热开水浸泡2分钟后，取出葡萄，去果皮。

❷ 用干净纱布将葡萄包起，用汤匙压挤出汁。

❸ 葡萄汁以1:1的方式兑水，再用汤匙喂食。

热量	糖类	蛋白质	脂肪
10.14千卡	2.35克	0.11克	0.03克

西瓜汁

材料

西瓜1片（约30克）。

做法

将西瓜压成汁，过滤，以1:1的方式兑水稀释，再用汤匙喂食。

热量	糖类	蛋白质	脂肪
8.19千卡	1.8克	0.18克	0.03克

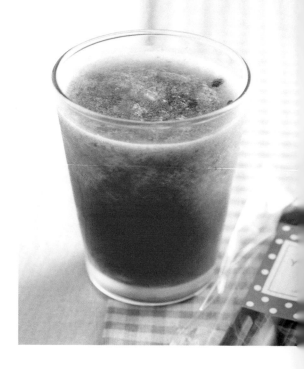

Q 宝宝可以吃整颗葡萄吗？

葡萄中的葡萄多酚主要在皮和籽，若是家里有果汁机，可以把皮和籽磨碎，搅成汁或泥可以给宝宝食用，不过刚开始尝试时，建议还是先从单纯的葡萄汁兑水开始食用。切勿将整颗葡萄给婴儿吃，以免堵住气管发生危险。

Q 糖分较高的果汁，别太早让宝宝喝？

西瓜含糖量较高，宝宝接受度高，但为了避免宝宝拒吃其他偏酸的水果，建议先尝试其他水果汁，再喝西瓜汁。

Q 4个月的宝宝要开始摄取维生素C？

对于4个月以后的宝宝，从母体带来的铁质日趋不足，增加维生素C的水果摄取，亦可帮助铁质的吸收。木瓜和同等重量的柑橘类水果相比，所含的维生素C更高，建议可多食用。

木瓜泥

1 人份

材料
木瓜去皮1片（约30克）。

做法
将木瓜洗净后去皮，以汤匙刮取，压碎成泥，再用汤匙喂食。

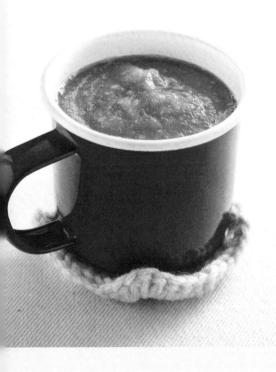

热量	糖类	蛋白质	脂肪
23.01千卡	5.36克	0.32克	0.04克

Q 香蕉泥的口感，宝宝容易接受?

香蕉口感和母乳的感觉相似，并且富含膳食纤维，可帮助排便，很适合作为宝宝固定的副食品添加食材之一。

Q 为什么要给宝宝补充红枣?

红枣和黑枣是富含各种矿物质和维生素的水果，营养价值高。市售有卖黑枣的副食品罐头，却没有红枣罐头，因此得自己做。

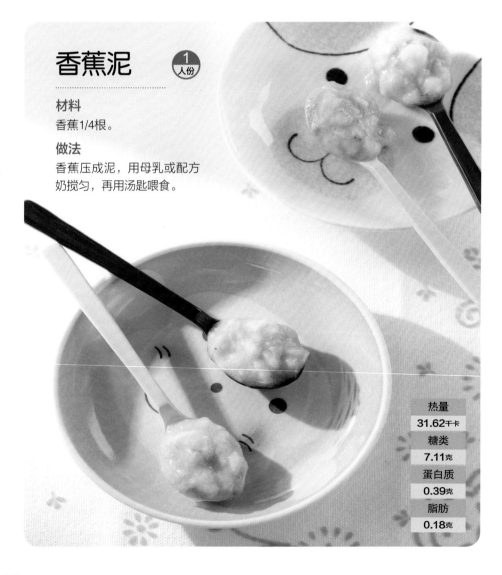

香蕉泥 ①人份

材料
香蕉1/4根。

做法
香蕉压成泥，用母乳或配方奶搅匀，再用汤匙喂食。

热量
31.62千卡
糖类
7.11克
蛋白质
0.39克
脂肪
0.18克

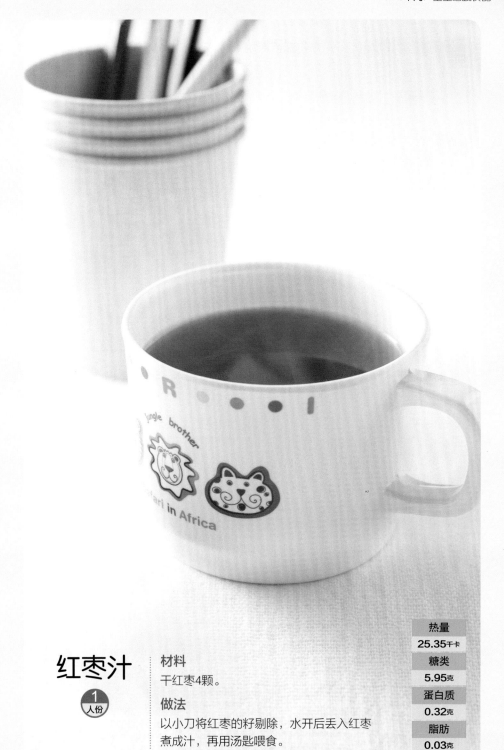

红枣汁

1 人份

材料

干红枣4颗。

做法

以小刀将红枣的籽剔除，水开后丢入红枣煮成汁，再用汤匙喂食。

热量	25.35千卡
糖类	5.95克
蛋白质	0.32克
脂肪	0.03克

Q 宝宝何时开始喝蔬菜汤？

等到宝宝已经适应稀释果汁，且没有出现任何不适后，就可以开始尝试喂食蔬菜汤。初期可以单一菜汤为主，记得煮汤时不要添加调味料，因为宝宝的味觉细胞很敏感，蔬菜的原味对宝宝来说已经是全新的尝试了！

Q 蔬菜汤该怎么做？

至于蔬菜汁的做法都类似，50克的蔬菜（压紧约半碗），洗净切细丁，放入约1碗的水中煮沸，过滤后取菜汁即可食用。若是含水量较高的蔬菜，只要8分满的碗量即可。另外，也可以用微波炉煮，半碗蔬菜加半碗水，微波强度设在强力微波2分钟，再换面微波2分钟，取菜汁即可食用。

平常家中若开伙，可用水炒蔬菜，在加调味料前，将蔬菜汤汁捞起，即可给宝宝食用，最后再调味给大人食用。

有很多蔬菜都适合做蔬菜汁，例如胡萝卜、菠菜、上海青、圆白菜、小白菜、苋菜等，可依当季季节来选择适当的蔬菜。

Q 先让宝宝尝试绿色蔬菜副食品？

菠菜的蔬菜味重，若宝宝适应良好，以后其他的蔬菜类应都能适应。因此尝试副食品时，先以绿色蔬菜为主，再试浅色蔬菜或是瓜类蔬菜。

菠菜汁

材料
菠菜50克，水0.8杯。

做法
菠菜洗净切段，待水开后放入菠菜煮熟，取其汤汁，再用汤匙喂食。

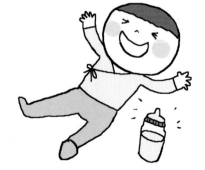

热量	糖类	蛋白质	脂肪
12.45千卡	1.5克	1.05克	0.25克

西兰花汁

1人份

材料

西兰花5朵，水1杯。

做法

西兰花洗净，待水开后放入西兰花煮熟，取其汤汁，再用汤匙喂食。

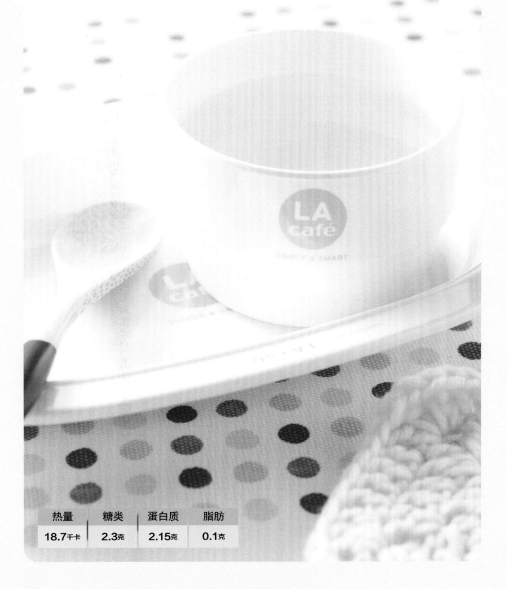

热量	糖类	蛋白质	脂肪
18.7千卡	2.3克	2.15克	0.1克

Q 苋菜是替宝宝补充铁质的好蔬菜？

给宝宝尝试副食品的时候，不要以大人的喜好为主。苋菜因为铁质含量较高，所以味道会比较重，由于此时宝宝体内储存的铁质愈来愈少，因此很适合给宝宝补充。

Q 红薯叶所含的维生素A很丰富？

红薯叶含有非常丰富的维生素A，在蔬菜类名列前茅，对于宝宝的皮肤、头发和指甲的健康都很重要。

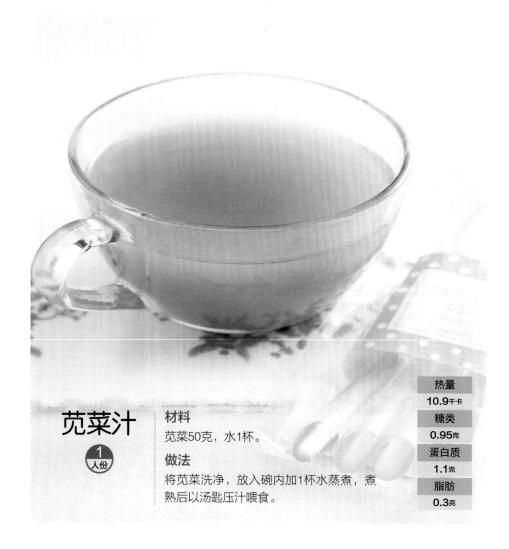

苋菜汁

1 人份

材料
苋菜50克，水1杯。

做法
将苋菜洗净，放入碗内加1杯水蒸煮，煮熟后以汤匙压汁喂食。

热量
10.9千卡
糖类
0.95克
蛋白质
1.1克
脂肪
0.3克

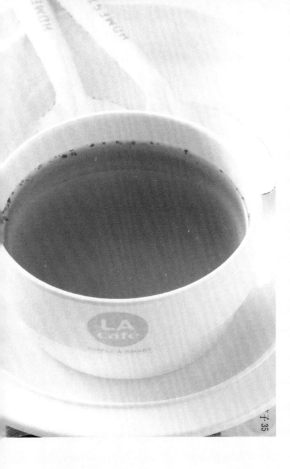

空心菜汁

1人份

材料

空心菜50克（可食的部分，大约半碗饭量），水1杯。

做法

将空心菜洗净，放入锅内加1杯水蒸煮，煮熟后以汤匙取其汤汁，再以汤匙喂食。

热量	糖类	蛋白质	脂肪
12.75千卡	1.75克	1.1克	0.15克

红薯叶汁

1人份

材料

红薯叶50克（可食的部分，大约半碗饭量），水1杯。

做法

将红薯叶洗净，放入锅内加1杯水蒸煮，煮熟后以汤匙压汁喂食。

热量	糖类	蛋白质	脂肪
17.5千卡	2.05克	1.65克	0.3克

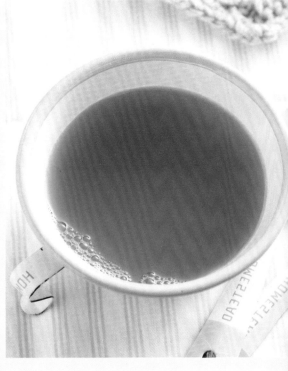

99

Q 小白菜有什么营养价值?

小白菜属于十字花科的蔬菜，富含多种植物素，其中维生素C的含量，在蔬菜中属于含量较高的一种。

Q 圆白菜有宝宝所需的多种天然激素?

圆白菜含有多种天然激素，以及 β -胡萝卜素、叶黄素、吲哚类、萝卜硫素、葡糖二酸等，从小培养宝宝多吃蔬菜的好习惯，可从中获得不同的抗氧化物质。

Q 给宝宝喝的胡萝卜汁要煮熟?

宝宝的肠胃系统并未健全，不建议喝生的胡萝卜汁，应煮熟后再压汁。

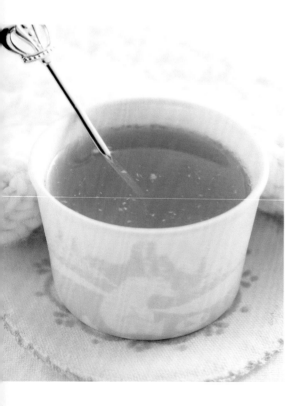

小白菜汁

1
人份

材料
小白菜50克，水0.8杯。

做法
小白菜洗净切段，放入水中，水开后，以中火滚煮3分钟后，过滤取其汁，用汤匙喂食。

热量	糖类	蛋白质	脂肪
7.55千卡	1.05克	0.5克	0.15克

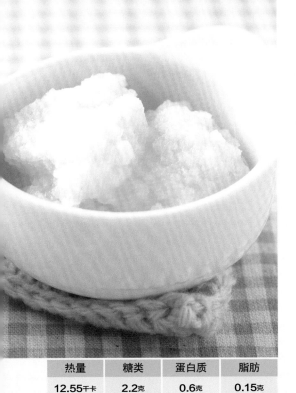

圆白菜泥

1 人份

材料
圆白菜50克，水0.8杯。

做法
圆白菜洗净煮熟，以果汁机搅成泥，用汤匙喂食。

热量	糖类	蛋白质	脂肪
12.55千卡	2.2克	0.6克	0.15克

胡萝卜汁

1 人份

材料
胡萝卜1根。

做法
将胡萝卜洗净，蒸熟煮软后，用果汁压榨机，压出胡萝卜汁，以1:1的方式兑水稀释，用汤匙喂食。

TIPS
若没有果汁压榨机，可用电锅煮熟，煮出来的胡萝卜汤汁，亦可保留喂食，另外可用食物研磨器磨出汁，过滤稀释再喂食。

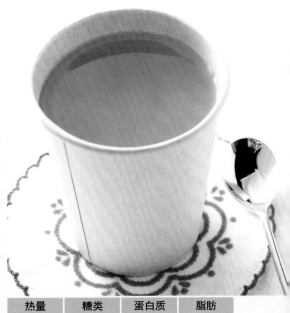

热量	糖类	蛋白质	脂肪
40.1千卡	7.8克	1.1克	0.5克

7~9 个月 宝宝吃副食品

喂副食品要注意哪些事？

Q 副食品也要遵循营养均衡原则？

宝宝过了七八个月后，可以吃的食物种类变多了，这时**每天的食谱中，就要开始注重营养均衡原则，**因此别忘了组合谷类、蛋白质、蔬菜、水果等，维持均衡的营养。

Q 出外游玩，如何准备副食品？

- 准备好能整份带出门的水果，如香蕉、苹果等，再带上碗和铁汤匙，以便能刮出果泥喂宝宝。

- 把稀饭煮烂放进保温瓶中。

- 买现成的罐头婴儿食品。

- 若考虑事前制作麻烦，又不易保存，也可以买白吐司或馒头在路上喂食。

- 如果是夏天出游，记得要注意食物保存事宜，避免太阳直射食物，导致食物腐败变质。

Q 该为宝宝添加营养剂吗?

有些母乳宝宝长得较精瘦，让父母误以为宝宝营养不良，而想帮其添加营养剂。其实，**宝宝到了7、8个月左右开始，身高会逐渐拉长，体型不似前几个月如此圆润，这是自然的现象**，不用过于担心。

至于是否需要添加营养剂，则应该**由小儿科医师根据个体的发育状况，例如身高、体重、头围等比例做评估**，若真需要，才可遵照医师建议添加，不建议父母自己购买营养剂添加在副食品中。

Q 给宝宝吃市售婴儿食品，如何兼顾咀嚼力?

市售的婴儿食品种类很丰富，如果父母没有时间亲自做副食品，选择罐装婴儿食品也可以。不过，**宝宝9个月大时，应该要吃一些需要咀嚼咬碎的食物了**，这时罐装婴儿食品就显得太软了一点。

父母可以善用一些简单的食材，如搭配面、香蕉、蔬菜等，就能让菜色更丰富，并达到增量的效果，同时也兼顾了婴儿的营养均衡和咀嚼力。

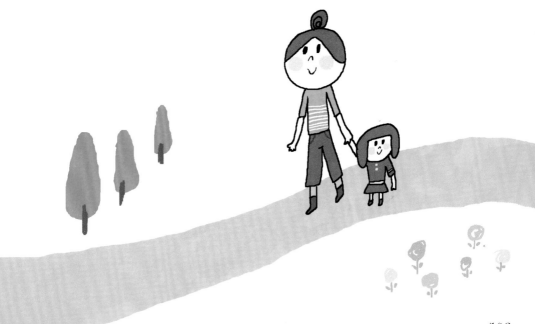

Q 如何判断宝宝吃蛋是否会过敏？

蛋清容易引起过敏，且蛋壳上的细菌也容易通过食物传染给宝宝，因此蛋要煮熟是最基本的原则。**7个月大的宝宝只能先喂食蛋黄，1岁以上才可喂食蛋清**，如果吃其他食物都没有不舒服的反应，只有在吃蛋时才有明显而立即的反应，就是对蛋清过敏的现象。

如果经过确认，证实是对蛋清过敏，就暂时不要喂食，待小儿专科医师进一步确认是否为过敏体质并找出过敏原。先别自行判断，而限制了孩子的饮食。

Q 宝宝用舌头顶出食物，是表示不喜欢吃吗？

宝宝用舌头顶出食物，可能只是一种反射动作，不代表宝宝不喜欢吃这些食物，只要多尝试几次，宝宝就会开始吃。

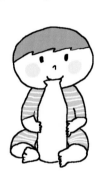

此外，有时宝宝会因为不喜欢有颗粒的食物，而将送入嘴中的食物用舌头顶出来，但又无法一直喂食糊状的食物，因此让父母相当困扰。这时可准备能让宝宝自己用手拿着吃的东西，例如婴儿牙饼，激起他自行进食的兴趣。只要多试几次，或许就可以顺利进食！

Q 要帮宝宝清洁舌苔或乳牙吗？

原则上，宝宝第1颗乳牙是在6～8个月中长出，但其实乳牙早在宝宝出生时，就已经在牙床里发育完成。很多妈妈以为，因为还没长牙，所以不需要清洁口腔，这是错误的观念。在还没长牙前，就应保持宝宝口腔清洁。

当喝完奶或吃完副食品后，可以用干净的纱布伸进宝宝的口腔中，轻轻擦拭并让他吸或咬，以保持口腔的干净，养成习惯后，待牙齿长出继续清洁，便可以预防奶瓶性龋齿。

Q 副食品阶段何时结束?

若宝宝已经可以用牙龈咬断如香蕉硬度般的食物，然后很顺利地慢慢咀嚼后吞下肚时，且每餐主食都能吃下儿童餐碗的1碗分量，蔬菜和蛋白质类食物也顺利进食时，就表示已经逐渐脱离副食品阶段，可以准备迈入下一个饮食阶段，开始逐渐尝试大人的饮食。

副食品阶段结束的时间点，每个宝宝不尽相同，在1～1.5岁之间完成。不过，虽然可以逐渐脱离副食品阶段，进入和成人一样的饮食状态，仍必须留意烹煮的方式，不要一下就给予太硬或含过多调味料的食物，以免造成吞咽困难或消化不良。

Q 为什么有些食物吃下去后，又完好如初地从便便排出?

有些食物确实会在吃进去后，完好如初地从便便中排出，像胡萝卜、金针菇等，虽然看起来令人担心，但其实是正常的现象，**因为人体胃肠道无法消化吸收高纤维蔬菜，会以粪便形式排出，帮助排便顺畅，建立良好的肠道环境。只要大便没有出现不寻常的现象（例如腹泻），都不需担心**，若宝宝愿意吃，应继续喂食。

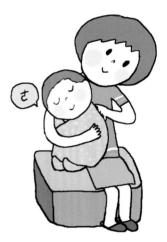

Q 因为生病拉肚子，中断副食品喂食后，还需要从头开始吗?

需要！如果是因为腹泻而暂停喂食副食品时，可以等到情况稳定下来后，先观察宝宝的食欲和排便状态，再从容易消化的清粥开始恢复喂食。倘若是刚开始喂食副食品即出现腹泻的现象，或者比腹泻的情况更严重，则须请医师诊治，治疗后，等到情况好转时，再从头开始逐渐恢复喂食。

Q 食物送进口里，嘴巴没动就吞进肚里，没关系吗？

通常8个月大的宝宝，已经会用牙龈及舌头压扁食物后吞进肚子里，如果发现宝宝没有咀嚼就直接把食物吞下去，可能的原因有2种：其一是因为之前都是吃软的食物，突然换成较硬的食物时，因为牙龈或舌头不习惯进行压扁的动作，所以直接吞下去；另一个可能则是，家长仍每次都是喂食软绵绵的东西，不需要咀嚼就可直接吞下去。

如果是后者，父母不妨改变一下食物的硬度，试试看宝宝会不会动口，再努力寻找适合宝宝的食物硬度。

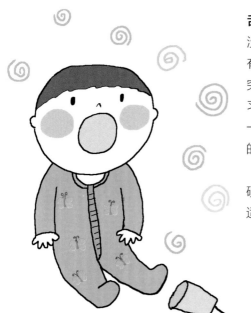

Q 何时可以开始使用杯子？

当宝宝6~7个月时，就可以开始训练他使用杯子。可以在餐和餐之间吃副食品时，用开水或稀释的果汁代替牛奶，装在杯子里，让宝宝喝。在宝宝吃到一半时，开始让他喝，每吃几汤匙的食物后就喝一些。

等到宝宝已经能从杯子中喝几十毫升稀释的果汁或开水时，就可以让他在进食时，也用杯子喂食，让他逐渐习惯，慢慢戒掉奶瓶奶嘴。之后也可以练习使用吸管，市面上也有出售许多练习杯，都很适合拿来当作练习的工具。

通常宝宝大约在1岁以后，就能逐渐灵巧地运用杯子和吸管。在此之前，只要轻松地让宝宝慢慢练习即可。

Q 先喂孩子吃，长大后再让他自己动手吃?

当宝宝到了6、7个月阶段，会希望自己拿东西吃，这时父母可以让他拿着牙饼或米果放在嘴巴吃，或者提供学习用的汤匙，让他练习抓握，一方面可以吸引他进食的兴趣，也能培养他的自理能力。

若想培养宝宝定点用餐的习惯，可以准备专属的餐椅，且在用餐前，在餐桌底下铺报纸，帮他穿上围兜，等到吃完后再整理即可。

Q 如何训练宝宝自己进食?

宝宝大约7、8个月左右，是训练他自己进食的关键时刻，虽然容易搞得一团糟，但更要耐着性子让他自由发挥，学习自理。**只要在用餐前，先在餐桌下铺报纸或餐垫，穿上围兜，就可以让他学习自己拿着汤匙进食，父母只需要在旁边偶尔协助，趁机偷塞几口到他嘴里即可。**这样不久之后，宝宝就会自己学会用汤匙进食了。

Q 7~9个月的宝宝能吃什么?

等到宝宝大约7个月大时，就可以开始添加含蛋白质的食物，例如蛋黄、鱼肉、猪肉、牛肉、豆腐等都可以慢慢尝试，但还是不能吃蛋清，因为较容易有过敏的现象。

这时的食物内容可从汤汁或糊状，逐渐变成泥状或固体状，至于谷类食物仍可食用，可以改成稀饭、软面条、吐司及馒头等。

至于蔬菜或水果，纤维细的可以先吃，若是纤维较粗的蔬果，甚至太过油腻或辛辣的调味料或食物，则不适合宝宝食用。最重要的是，喂食前，先试试食物的温度，以免烫伤!

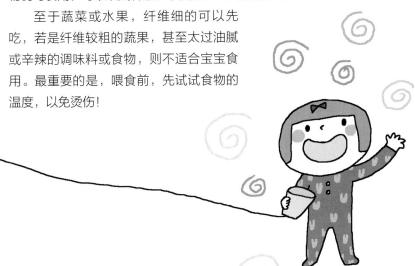

7~9个月副食品

Q 宝宝吃米果可以训练手的握力?

　　米果能训练宝宝以手进食的力道;对于已经长牙的宝宝,也是很好的固齿工具。

Q 怎么喂宝宝吃面包?

　　已经长牙的宝宝,可以让他自己用手拿着烤过的吐司、馒头等慢慢吃,或者可以去掉馒头、吐司面包的硬皮,撕成小块,泡在牛奶中喂食。

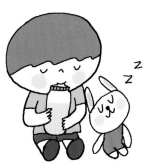

米果

1人份

材料
市售幼儿原味米果1片。

做法
拆掉米果的包装袋后,让宝宝用手握取食用。

热量	糖类	蛋白质	脂肪
15.6千卡	3.6克	0.25克	0.02克

TIPS　此食品的营养成分以1片4克来计算。

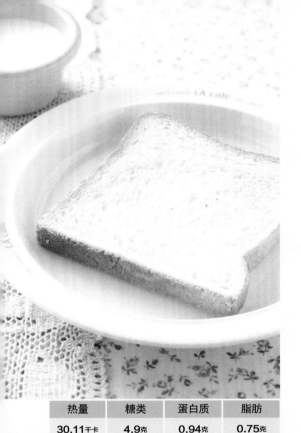

烤吐司

材料

吐司1/3片。

做法

将吐司置于烤箱烤5分钟，烤至金黄色后，让宝宝用手握取食用。

TIPS

也可使用全麦吐司，但要注意宝宝是否会对麦类过敏。

热量	糖类	蛋白质	脂肪
30.11千卡	4.9克	0.94克	0.75克

蒸馒头

材料

市售馒头30克（约1/3个）。

做法

将馒头用电锅蒸热，让宝宝用手握取食用。

TIPS

吐司与馒头因为质地较干，食用时常配水喝，但是配水后淀粉容易粘成一团，要小心宝宝呛到。

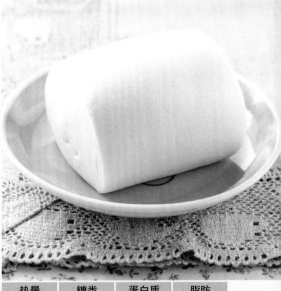

热量	糖类	蛋白质	脂肪
65.72千卡	12.83克	2.7克	0.4克

Q 豌豆和黄豆都富含优质蛋白质?

豌豆和黄豆不仅富含膳食纤维，也都是很好的优质蛋白质来源，适合作为宝宝营养补充食材。

Q 宝宝可以吃面线但不要喝汤?

面线汤汁不要给婴儿喝，因面线含盐量比较高，汤汁较咸。若选用不咸的面，则可喝汤汁。

Q 宝宝第一次吃萝卜糕要慎选?

宝宝刚开始食用萝卜糕，要选用原味无馅料的萝卜糕，不要买港式萝卜糕，因为其钠和油脂含量都较高。

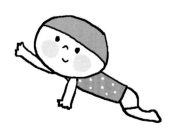

豌豆泥

材料
豌豆85克。

做法
豌豆洗净，放入电锅内，加少量水蒸煮至熟，再用汤匙压碎成泥状喂食。

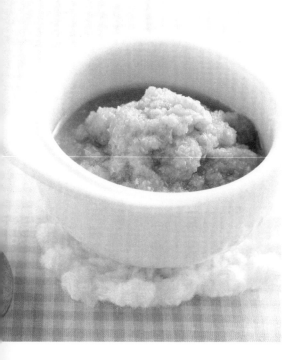

热量	糖类	蛋白质	脂肪
152.13千卡	26.01克	10.29克	0.77克

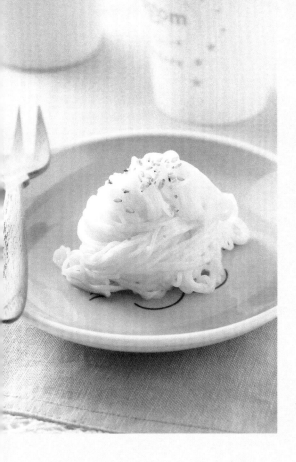

面线

1人份

材料

面线10克。

做法

水开后加入面线煮熟至烂，再用汤匙压碎后喂食（压碎的程度，依宝宝的吞咽能力决定）。

热量	糖类	蛋白质	脂肪
29.85千卡	6.15克	1.02克	0.13克

蒸萝卜糕

1人份

材料

萝卜糕25克（约1/3块）。

做法

将萝卜糕用电锅蒸熟后，用汤匙压碎后喂食。

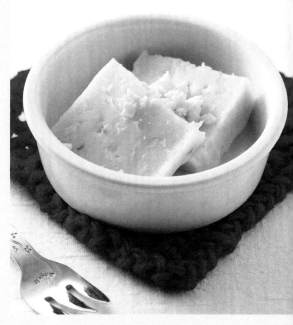

热量	糖类	蛋白质	脂肪
60.42千卡	14.3克	0.58克	0.1克

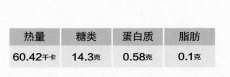

Q 山药属于蔬菜类还是主食类?

山药分类上是属于主食类，能提供宝宝复合性的碳水化合物，也就是能量来源，因此并非蔬菜类。

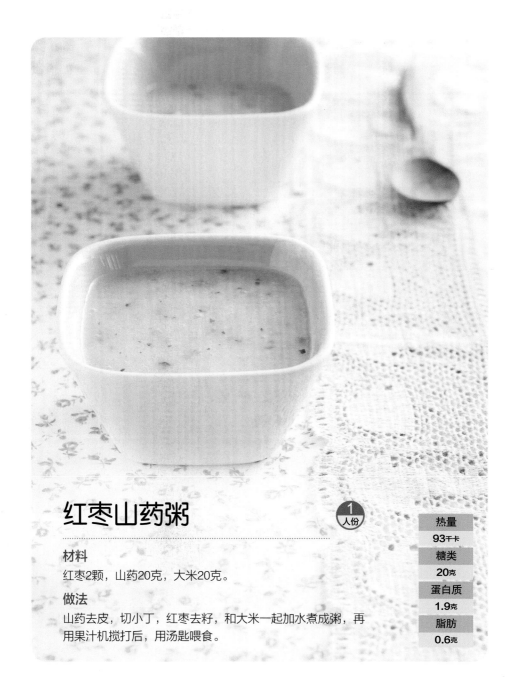

红枣山药粥

1 人份

材料
红枣2颗，山药20克，大米20克。

做法
山药去皮，切小丁，红枣去籽，和大米一起加水煮成粥，再用果汁机搅打后，用汤匙喂食。

热量
93千卡
糖类
20克
蛋白质
1.9克
脂肪
0.6克

Q 如何自制大骨高汤?

可以将大骨头或小肋骨放入清水中,用中火煮沸5分钟,先去除血水。然后再将汆烫过的骨头,用清水洗净,再放入清水中熬煮约2小时,加入1个苹果,就是一锅营养的高汤了,特别注意不需使用任何调味料。

高汤冷却后,即可移入冰箱冷藏,再捞掉汤上的浮油;待冷却后,将高汤倒入制冰盒,需要食用时再取出所需的数量即可。

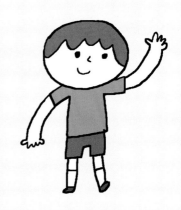

Q 大骨汤一定要去油?

给宝宝喝的大骨汤一定要去油,因为宝宝胃肠道发育不完全,对于脂肪的消化能力不好,高油脂食物容易造成拉肚子。

大骨南瓜粥

材料
大米20克,去皮南瓜30克,大骨高汤120毫升。

做法
南瓜、大米和大骨高汤一起煮成粥,用果汁机打匀,再用汤匙喂食。

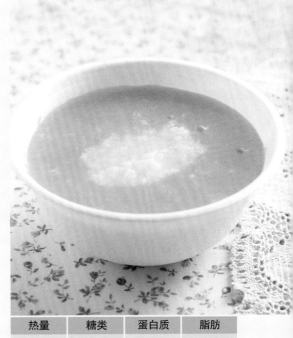

TIPS
南瓜富含胡萝卜素,有益眼睛健康。

热量	糖类	蛋白质	脂肪
103千卡	22.7克	2.6克	0.2克

Q 柴鱼高汤需要添加调味料？

柴鱼高汤是以天然海带咸味和柴鱼鲜味调味，不需另外加盐和味精，避免宝宝养成重口味。

Q 粥的烹煮方法为何？

用小火将米和水熬成粥即可喂食，如果宝宝已经适应多种蔬菜，可以在里面加入少许的肉泥、蔬菜或鱼肉、蛋等，就是一道可口营养粥。

Q 宝宝吃苹果和麦片，可增加肠道益生菌？

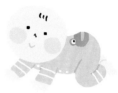

苹果和麦片都是富含水溶性膳食纤维的食物，能增加肠道的益菌量。

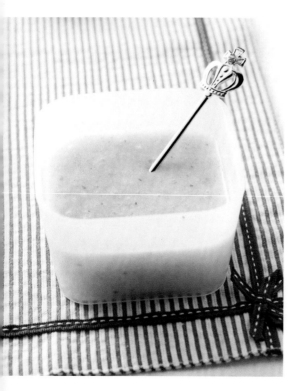

柴鱼海带粥 1人份

柴鱼高汤做法
用少许柴鱼、1片海带和鸡骨，熬煮成高汤后去渣；冷却后将高汤倒入制冰盒，食用时再取出所需的数量。

材料
大米、糙米各20克（先泡水2小时），高汤120毫升。

做法
糙米和大米混合后，以柴鱼高汤熬煮成粥，放入果汁机中，用果汁机搅打到浓稠，再用汤匙喂食。

热量	糖类	蛋白质	脂肪
69.35千卡	15.1克	1.45克	0.35克

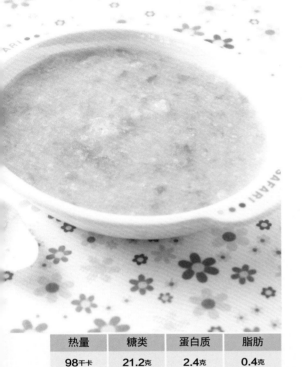

西红柿蔬菜粥
1人份

材料
西红柿50克，洋葱20克，圆白菜30克，大米20克。

做法
将蔬菜洗净切小块，加水和大米一起熬煮成粥，再用果汁机打糊，过滤去渣，再用汤匙喂食。

> **TIPS**
> 开始尝试多种食物一起煮前，要确定宝宝每种食材都各自食用过，才能混煮，以免宝宝出现过敏时找不出引起过敏的食物。

热量	糖类	蛋白质	脂肪
98千卡	21.2克	2.4克	0.4克

苹果麦片泥
1人份

材料
苹果1/4个，麦片20克。

做法
苹果用果汁机打成泥后，加入用水冲好的麦片糊拌匀，用汤匙喂食。

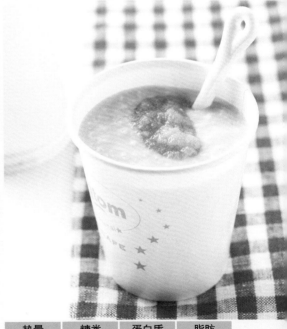

热量	糖类	蛋白质	脂肪
80.7千卡	18.5克	0.1克	0.7克

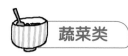 **蔬菜类**

Q 宝宝多吃绿豆芽泥，能补充维生素C？

绿豆芽是维生素C含量很高的蔬菜，每100克的绿豆芽含有183.6毫克的维生素C；而宝宝每日维生素C的建议摄取量是50毫克，27克的绿豆芽就可提供宝宝1日需要量。

Q 7～9个月的宝宝建议多吃油菜泥？

7～9个月的宝宝每日需要钙量为400毫克，每100克的油菜含有105毫克的钙，是蔬菜中含钙量高的，可以多食用。

Q 宝宝对丝瓜泥的接受度很高？

丝瓜不加调味料就有天然的甜味，很适合宝宝食用。

绿豆芽泥

材料
绿豆芽40克。

做法
将绿豆芽煮熟后放凉，压成泥状，用汤匙喂食。

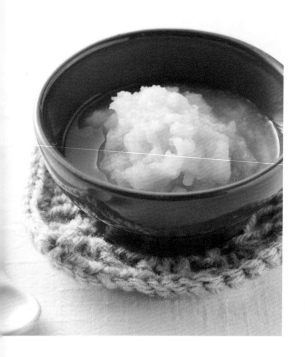

热量	糖类	蛋白质	脂肪
15.4千卡	2.2克	1.2克	0.2克

油菜泥

1人份

材料

油菜40克。

做法

将油菜用水煮熟，搅成泥状，用汤匙喂食。

热量	糖类	蛋白质	脂肪
5.3千卡	0.6克	0.5克	0.1克

丝瓜泥

1人份

材料

丝瓜100克。

做法

丝瓜削皮，切碎，蒸熟后搅成泥状，用汤匙喂食。

热量	糖类	蛋白质	脂肪
7.3千卡	1.2克	0.4克	0.1克

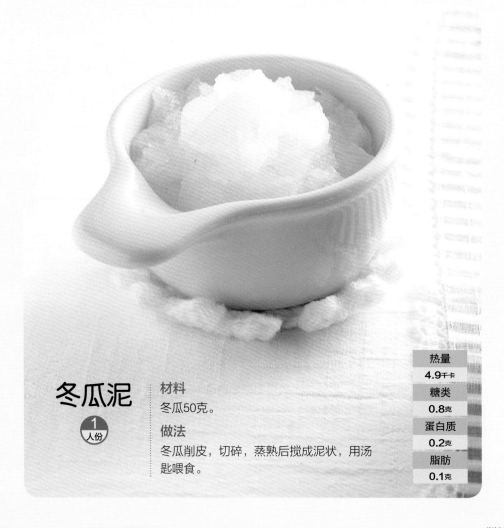

冬瓜泥

1人份

材料

冬瓜50克。

做法

冬瓜削皮，切碎，蒸熟后搅成泥状，用汤匙喂食。

热量
4.9千卡
糖类
0.8克
蛋白质
0.2克
脂肪
0.1克

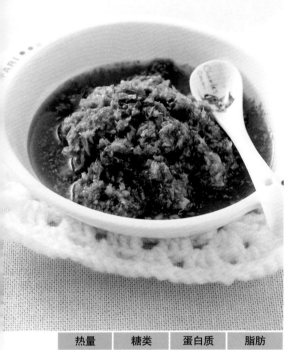

芥蓝菜泥

材料

芥蓝菜40克。

做法

将芥蓝菜煮熟后放凉，搅成泥状，用汤匙喂食。

热量	糖类	蛋白质	脂肪
9.4千卡	1.2克	0.7克	0.2克

西红柿小白菜泥

材料

西红柿1/6个（约30克），小白菜20克。

做法

水开后，放入西红柿和小白菜烫熟，以果汁机搅打成泥，用汤匙喂食。

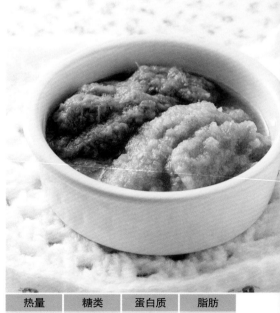

TIPS

西红柿的皮纤维含量高，若是果汁机功率不够均匀搅打成泥状，可先剥皮再搅打，等宝宝咀嚼能力比较好后，才能吃带皮西红柿。

热量	糖类	蛋白质	脂肪
7.8千卡	1.9克	0.6克	0.2克

Q 何时开始让宝宝慢慢接受混合蔬菜？

当宝宝每一种单一食材都尝试过后，就可以混合食用。尽早让宝宝接受五蔬果的概念，每餐吃不同颜色的蔬菜。

Q 混合食物也包括不同类别的食材？

宝宝在尝试过蔬菜类和蛋白质类的食物后，就可以混合食用，增加食物的变化性。

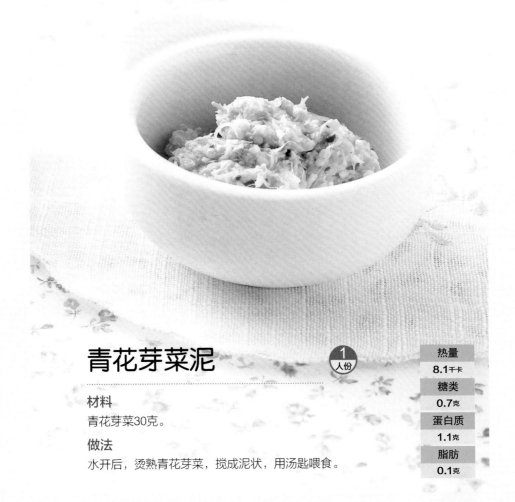

青花芽菜泥

1人份

材料
青花芽菜30克。

做法
水开后，烫熟青花芽菜，搅成泥状，用汤匙喂食。

热量
8.1千卡
糖类
0.7克
蛋白质
1.1克
脂肪
0.1克

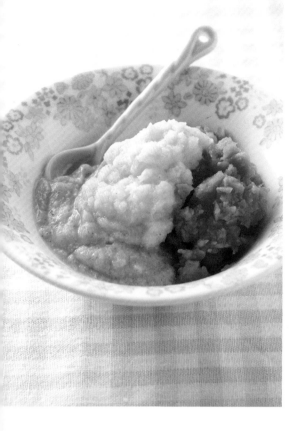

三色蔬菜泥

材料

胡萝卜20克，圆白菜30克，西兰花1朵（约10克）。

做法

胡萝卜、圆白菜、西兰花洗净，蒸熟后，用果汁机搅成泥状，混匀后用汤匙喂食。

热量	糖类	蛋白质	脂肪
18.2千卡	3.3克	0.8克	0.2克

苋菜豆腐泥

材料

苋菜40克，嫩豆腐1/3盒（约30克）。

做法

水开后烫熟苋菜，捞起沥干，搅成泥状；嫩豆腐用热开水烫过，和苋菜泥一起搅成泥状，用汤匙喂食。

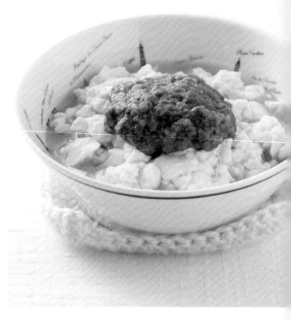

热量	糖类	蛋白质	脂肪
19.8千卡	1.2克	1.5克	1克

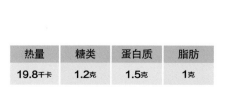

Q 葡萄柚汁不建议冷藏后喝?

橘柚类的果汁维生素C含量高,若事先榨好放入冰箱冷藏,会影响维生素C的含量,建议现榨现喝。

Q 易过敏的宝宝不建议吃猕猴桃?

猕猴桃营养丰富,若易过敏的宝宝,最好1岁以后再尝试,除非家族或父母有人确定对猕猴桃过敏,须避开。猕猴桃富含维生素C与纤维,是一种很好的水果。

Q 番石榴最好连籽一起搅打?

番石榴心的肉富含维生素C,不建议丢掉,但因为含籽,给宝宝食用时,一定要用果汁机打匀到没有颗粒。若家里的果汁机马达没那么强,建议还是先去籽,等宝宝会咀嚼后再食用。

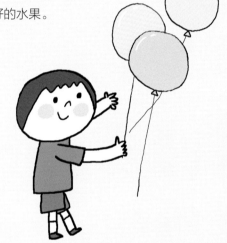

橙汁

材料

橙子1颗。

做法

橙子果肉榨成汁,以1:1的比例兑水,再取30毫升,用汤匙喂食。

TIPS
若已尝试过的果汁,不需以1:1稀释,可逐渐增加果汁浓度。

热量	糖类	蛋白质	脂肪
28.5千卡	6.4克	0.5克	0.1克

葡萄柚汁

材料

葡萄柚半个。

做法

葡萄柚果肉榨成汁,以1:1的比例兑水,再取30毫升,用汤匙喂食。

热量	糖类	蛋白质	脂肪
29千卡	6.2克	0.6克	0.2克

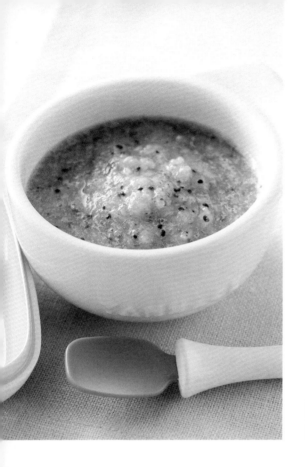

猕猴桃泥

1
人份

材料

猕猴桃半个。

做法

猕猴桃洗净，削皮，切块，压成泥，以
1:1的比例兑水，用汤匙喂食。

热量	糖类	蛋白质	脂肪
29.8千卡	6.4克	0.6克	0.2克

番石榴汁

1
人份

材料

番石榴1/6个。

做法

番石榴洗净，切块，用果汁机搅打成
汁，用汤匙喂食。

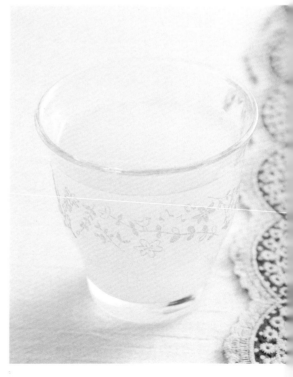

热量	糖类	蛋白质	脂肪
22.1千卡	4.9克	0.4克	0.1克

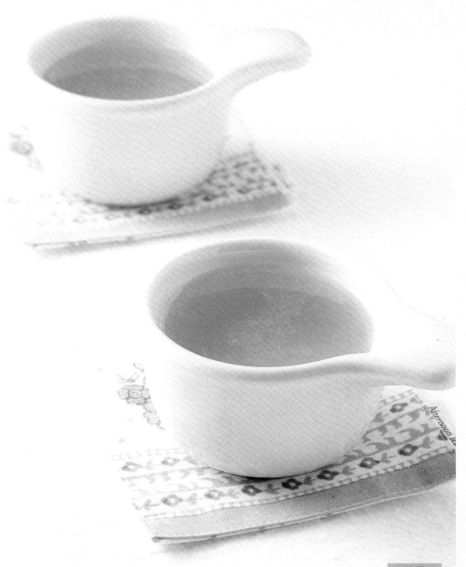

莲雾汁

材料

莲雾1个。

做法

莲雾洗净，切小块，用果汁机打成汁，用汤匙喂食。

热量
15.3千卡
糖类
3.4克
蛋白质
0.2克
脂肪
0.1克

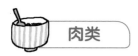 **肉类**

Q 喂宝宝肉泥先从哪种肉开始？

宝宝开始尝试优质蛋白质时，可以先从鸡肉或猪肉开始喂食，因食这种肉婴儿不容易过敏。

Q 副食品中的铁质来源，可否从牛肉中获得？

这个时候的宝宝每日需要10毫克的铁质，每100克牛肉所含铁质就有3毫克，是副食品中很好的铁质来源。

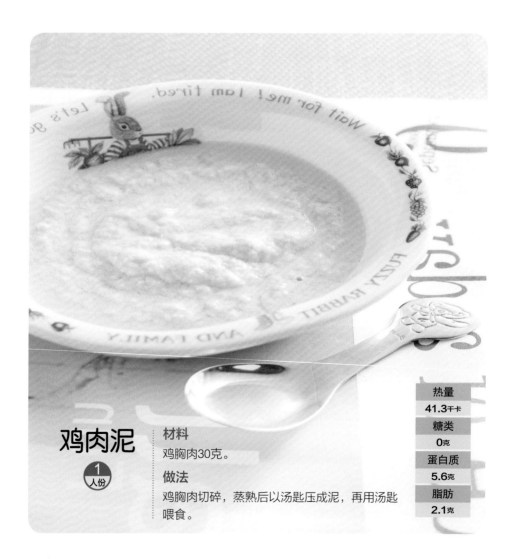

鸡肉泥

（1人份）

材料
鸡胸肉30克。

做法
鸡胸肉切碎，蒸熟后以汤匙压成泥，再用汤匙喂食。

热量
41.3千卡
糖类
0克
蛋白质
5.6克
脂肪
2.1克

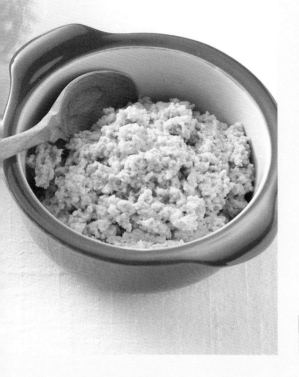

猪肉泥

材料

腰内肉30克。

做法

腰内肉绞碎，蒸熟后压成泥，用汤匙喂食。

热量	糖类	蛋白质	脂肪
34.3千卡	0.2克	5.9克	1.1克

牛肉燕麦粥

材料

牛肉馅30克，燕麦20克。

做法

燕麦洗净煮成粥，再放入牛肉馅煮熟，用果汁机打成糊状，用汤匙喂食。

热量	糖类	蛋白质	脂肪
121.2千卡	15.2克	7克	3.6克

Q 哪种动物的肝脏，最适合宝宝食用？

鸡肝和猪肝含有同样丰富的营养素，其中维生素A的含量，猪肝大于鸡肝。鸡肝和猪肝可提供丰富的铁质、维生素A及胆固醇，所以最适合宝宝食用。

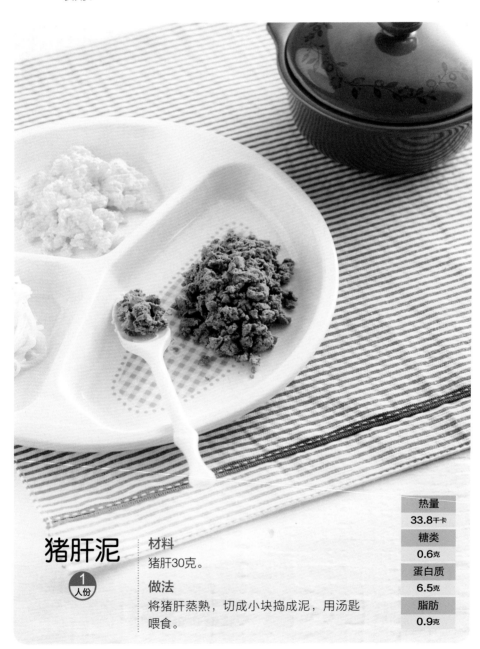

猪肝泥

1人份

材料
猪肝30克。

做法
将猪肝蒸熟，切成小块捣成泥，用汤匙喂食。

热量
33.8千卡
糖类
0.6克
蛋白质
6.5克
脂肪
0.9克

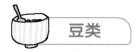

豆类

Q 给宝宝吃的豆腐，要用嫩豆腐?

4～6个月宝宝的肠胃发展还不健全，嫩豆腐比传统豆腐较不会造成胀气。此外，一开始就喂生豆腐，怕宝宝肠胃无法接受，因此嫩豆腐应以热水烫过再食用会比较安心。

Q 宝宝为什么需要吃毛豆?

毛豆如同黄豆，都是优质蛋白质的来源之一。

Q 清浆才是适合宝宝喝的豆浆?

给宝宝喝豆浆无关好不好喝，重点在于让宝宝尝试不同食材的味道，因此，豆浆不需要加糖。

豆腐泥

1 人份

材料
盒装嫩豆腐约1/3盒（30克）。

做法
嫩豆腐用热水烫过，压成泥状，用汤匙喂食。

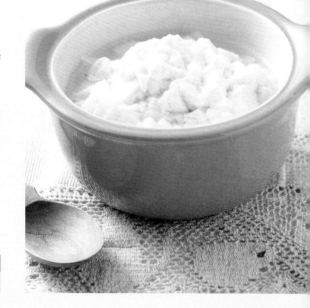

热量	糖类	蛋白质	脂肪
15.6千卡	0.6克	1.5克	0.8克

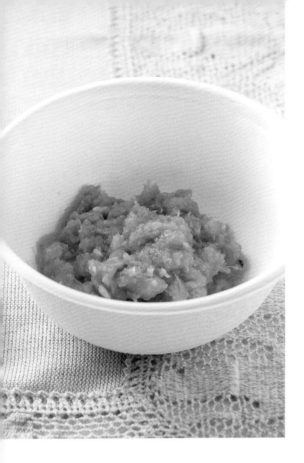

毛豆泥

1
人份

材料
去壳毛豆30克。

做法
毛豆洗净，蒸熟后剥壳，压成泥状，用汤匙喂食。

热量	糖类	蛋白质	脂肪
40.1千卡	3.8克	4.2克	0.9克

原味豆浆

1
人份

材料
黄豆20克。

做法
黄豆洗净，泡发至少4小时，加入10倍的水，放入果菜榨汁机打碎后，用布滤出豆浆，煮沸后放凉，用汤匙喂食。

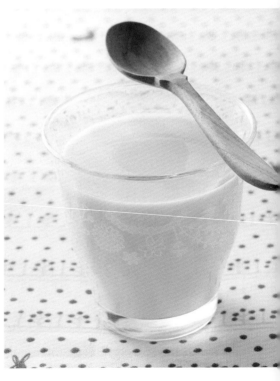

热量	糖类	蛋白质	脂肪
81.8千卡	6.5克	7.2克	3克

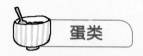 **蛋类**

Q 宝宝什么时候可以开始吃蛋清?

蛋黄富含铁质、卵磷脂、维生素A、维生素B$_2$、维生素E，是非常好的优质蛋白质食物。而蛋清的蛋白质较易引起过敏反应，以前认为至少要1岁以后才可食用，但现代医学认为，只要父母本身和家族成员没有对蛋清过敏，7~9个月期间已试过吃蛋黄或其他蛋白质食物，就可以尝试进食蛋清。

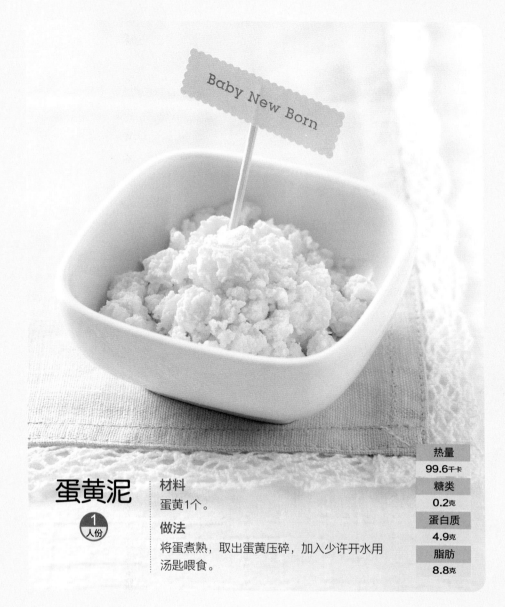

Baby New Born

蛋黄泥

1人份

材料
蛋黄1个。

做法
将蛋煮熟，取出蛋黄压碎，加入少许开水用汤匙喂食。

热量
99.6千卡
糖类
0.2克
蛋白质
4.9克
脂肪
8.8克

Q 哪种鱼类最适合当副食品？

给宝宝吃的鱼，最好选择新鲜、刺少、肉质细致的种类。此外，烹调时一定要小心剔除鱼刺或鳞片，并且剁碎以方便宝宝进食。适合的鱼种和烹调方式如下：

- **鳕鱼、鲈鱼：**最佳的鱼类副食品之一。
- **三文鱼：**肉质较粗，适合捣成泥后喂食。
- **鲳鱼：**腹部鲜嫩无刺较适合。
- **红目鲢：**鱼刺较多要清除干净。
- **旗鱼：**适合捣成泥。

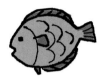

Q 鱼肉和粥一起煮，增加食物多元性？

刚开始喂食时，可以先喂鱼汤，适应后加入米粥一起煮，之后再将鱼肉煮熟压泥，加在粥或面食类中，用汤匙喂食。

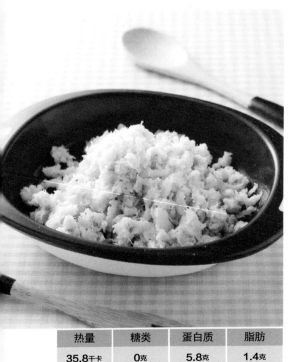

鲈鱼泥

1 人份

材料
鲈鱼30克。

做法
将鲈鱼蒸熟，刮下鱼肉，压成泥状，用汤匙喂食。

TIPS 也可选用较细嫩的鱼，如旗鱼、白鲳、鳕鱼等。

热量	糖类	蛋白质	脂肪
35.8千卡	0克	5.8克	1.4克

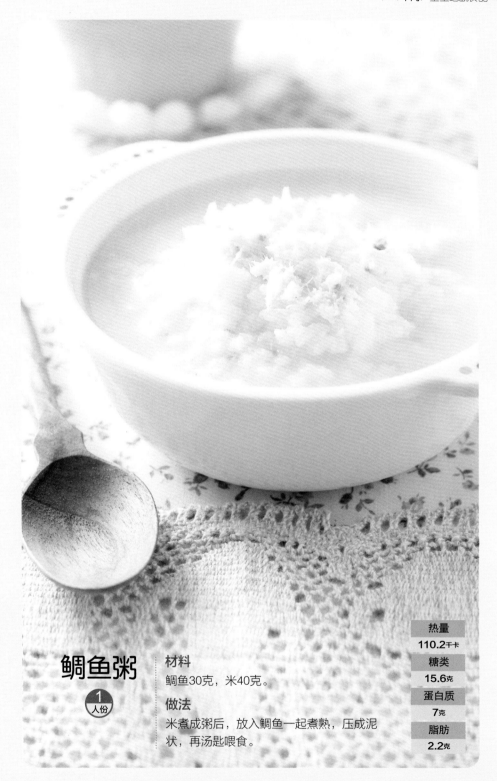

鲷鱼粥

（1人份）

材料

鲷鱼30克，米40克。

做法

米煮成粥后，放入鲷鱼一起煮熟，压成泥状，再汤匙喂食。

热量
110.2千卡
糖类
15.6克
蛋白质
7克
脂肪
2.2克

10 ~ 12 个月 宝宝吃副食品

喂副食品要注意哪些事？

Q ### 宝宝爱喝果汁可以吗？

　　一个水果只能榨出约60毫升的果汁，现榨果汁1杯200毫升，可能要用3个以上的水果，宝宝一天摄入糖分可能过多。市售罐装果汁，通常非百分之百原汁或浓缩果汁的还原汁，可能添加过多糖分或其他不适合宝宝的物质，不适合给宝宝饮用。

　　若以果汁代替开水喂食宝宝，会降低宝宝吃副食品的食欲，容易导致营养不良及贫血，宝宝也会相对失去摄取其他营养素的机会，对牙齿的珐琅质也没益处，可能形成蛀牙，特别是以奶瓶喂食的情形最常见。还有研究指出，每天若摄取360毫升以上的果汁，可能导致宝宝身材矮小及肥胖。这些负面效果是父母在买果汁给宝宝喝时，应该先考虑的重点。

Q ### 宝宝不爱喝水怎么办？

　　在宝宝满4个月前，其实是不需要补充水分的，但到了副食品阶段，就应该让他养成喝水的好习惯。

　　除了可以在宝宝喝完奶或吃完副食品后，给予一点水分让他漱漱口外，平常时间也可少量喂食。**如果宝宝不愿意喝水，可以让他稍作活动，消耗水分后，口渴了自然就想喝水。**当然，父母要以身作则喝水，让宝宝有学习模仿的对象，知道渴了就应该喝水，才是根本解决之道。

> **Tips 市售果汁多半是含糖饮料**
>
> 　　市售果汁的成分主要以水为主，严格说来属于糖类食物，在国内的食品法规中，真正可以称作果汁者，必须为百分之百纯果汁，若有其他的成分，就是所谓的含糖饮料。
>
> 　　市售果汁的果汁含量从10%～99%都有，内容成分大致不外乎甜化剂、调味剂及些许维生素等。购买前，最好先看清食品标识中的营养成分再购买，同时也不建议让宝宝过早接触市售果汁。

Q 宝宝挑食怎么办?

当宝宝开始吃副食品后,也会跟成人一样,可能出现对某些食物的偏好,或不喜欢某些食物的口味。父母多半会担心宝宝的饮食是否均衡,尤其开始吃副食品后,奶量可能会减少。

解决的方法是尊重宝宝对食物的喜好,但同时要在每顿餐中都能让他尝试不同种类的食物,即使只吃一点点也无妨。如果宝宝拒绝某种食物,也不要立刻停止喂食而改换其他食物,可以等过一阵子后,再重新喂食,通常就能顺利进食。

Q 1岁内的宝宝,为什么不能喝蜂蜜水?

由于蜂蜜没有经过消毒杀菌的过程,且其中含有肉毒杆菌孢子,**1岁以下的宝宝,其免疫及肠胃功能都尚未发展完全,如不慎食用而受到感染,可能造成神经肌肉麻痹,**严重者甚至会影响呼吸导致死亡,因此不建议食用。

Q 宝宝可以喝乳酸饮料吗?

宝宝大约4个月大开始,体内分解食物的酶才会逐渐成熟,**至少要等到1岁以后,才会完全接近成人的功能。**由于乳酸饮料(例如养乐多)的糖分过高,因此不适合太年幼的宝宝食用。如果希望宝宝能摄取乳酸菌,可以询问小儿科医师,并在医师建议下服用较佳。

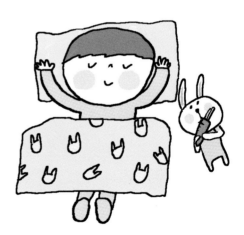

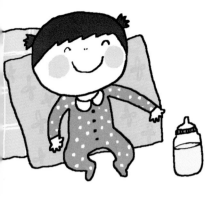

Q 什么时候可以喝酸奶？

益生菌能平衡肠道内的细菌，适度调节体内免疫机制。酸奶的益生菌多为乳酸杆菌、比菲德氏菌等，**建议最好等到1岁以后，再开始让宝宝少量接触原味酸奶。**

Q 圆滚滚的宝宝怎么吃副食品？

圆滚滚的宝宝看起来健康，其实却暗藏健康危机！**如果宝宝的成长曲线（P222~P223）一直都在第95百分位以上，开始喂食副食品时，更要特别注重应以健康为导向，**建议以苹果泥、橙子泥等高膳食纤维的食材为主。此外，也要让宝宝多喝水，但切记不要养成喂食葡萄糖水等高热量食物的习惯。

到了7~8个月时，可选择有饱足感的食材当作主食，不要因为担心宝宝过胖而少吃1餐，毕竟基本的营养还是必须足够的。更不要天真地让宝宝从小减肥，许多专家都建议，宝宝5岁以前，正是成长的黄金时期，不宜过度减肥或节食，以免成长受限。

Q 宝宝不能吃哪些重口味食物？

某些具有特殊气味的食材，如大蒜、洋葱等，烹煮时虽然没有添加任何调味料，其**本身就有比较重的气味，这种食物对宝宝来说，就算是重口味食物。**

此外，还有一些为了强化口味的调味料，如盐、酱油、糖，或是增加口感的甜辣酱、西红柿酱、辣椒、沙茶酱等，也是另一种重口味食物。当然，有些加工食品更不用说，由于宝宝的味蕾尚未发育完成，感受性比成人强，有时对我们来说只是稍稍有味道，但对他们来说，就是重口味食物了。

> **Tips 重口味食物对宝宝的影响**
>
> 从小就吃重口味，不用说，长大后口味当然会越吃越重，调味料用量也会逐渐增加。调味料中的钠、糖分若摄取过多，除了可能使血压升高，或增加糖尿病的发生几率外，对肾脏更是一大负担。

Q 宝宝口味重该怎么调整呢?

宝宝喜欢吃重口味食物的原因，通常是在开始吃副食品后，没有注意所添加的食品调味料，因而造成宝宝挑食，只愿意吃有味道的食物。所以**一开始就要注意宝宝的副食品中，不要添加任何调味料。**

当然，有时也会因为随着年龄增长，吃了大人食物后，受到父母的口味影响，逐渐形成重口味。

如果发现宝宝嗜吃重口味，应该好好慎选副食品，先搞清楚哪些食材、调味料是宝宝不能吃的，养成正确的饮食好习惯。

此外，**也要循序渐进，逐渐减少调味料的用量，让宝宝慢慢适应**，或者，在给副食品前，先让他喝点水，让宝宝口腔里没有其他气味后，再让他吃新的食物。

喜欢吃甜食的宝宝，对健康的影响也很大，例如会造成蛀牙，再加上含糖类食物的热量高，会给宝宝带来过多的热量，造成肥胖问题。若爱吃甜食，也会只吃甜食而不吃正餐，导致营养不均衡。

Q 宝宝厌奶怎么办? 可否半夜偷偷灌奶?

宝宝过了6个月后，体重增加的速度会渐减缓，此阶段正在开始冒乳牙，由于宝宝长牙时牙龈容易不舒服，加上开始吃副食品，所以会比较没食欲。

其实这个时期的厌奶，是正常的生理现象，如果父母一定要求定时定量，容易搞得双方都不愉快。而宝宝只是少吃一点，但身高、体重、活动力都一切正常，就应该尊重他自然的身体需求来加以喂食。

有些妈妈为了让宝宝多吃一点，妄想在宝宝睡觉时，偷偷地猛灌奶水，这种方法实在不明智，被糊里糊涂地灌饱的孩子，会对吃更加没有兴趣，恶性循环下去，会让妈妈更伤脑筋，宝宝也容易因为睡前喝奶却不清洁口腔的坏习惯，产生奶瓶性龋齿。

有些家长因宝宝严重厌奶，会在宝宝睡觉时灌奶，需注意最后要以清水清洗口腔，避免龋齿。若宝宝已满4个月又厌奶，可开始尝试添加副食品。

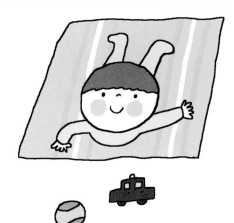

Q 宝宝不喜欢吃固体食物怎么办?

有些父母喂食副食品时,并没有遵照宝宝原有的发育阶段依序喂食,可能很晚才接触副食品,且刚接触就喂固体食物,没有循序渐进地让宝宝有练习的机会,因此容易喂食失败。

通常只要在宝宝2岁以前能接受完全的固体食物都算正常,至于应该何时转换,则须视宝宝的月龄和发育情况。简单的观察点为,当宝宝能够坐着或吸吮反射消失后,就可以逐渐尝试固体食物。

Q 快满周岁了,但宝宝只想喝奶,不喜欢吃副食品怎么办?

如果是因为奶量没有减少,吃不下副食品也是理所当然,这时父母可以想想是不是哪里出了问题,再针对问题一一解决。

● 宝宝的生活作息规律正常吗?用餐时间会太长?睡眠时间会不会过长?

● 副食品是否一成不变?

● 口味过重、过咸、过辣?

● 副食品的软硬度是否适中?对宝宝是否太吃力?

● 有没有强迫孩子吃他不喜欢的食物?

● 吃副食品前,是否喂食过多的果汁或牛奶?

只要花点心思,在宝宝肚子饿时就喂他容易进食的副食品,渐渐的就能减少奶量了。

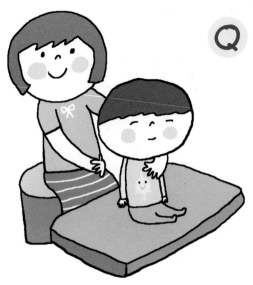

Q 如何提振宝宝的正餐食欲?

吃正餐前不给宝宝吃零食、点心。通常宝宝会在2餐中间肚子饿而想吃零食,这时只有狠下心,坚守不在正餐前给他零食的原则,就能提振正餐的食欲。

或者,当宝宝饿的时候,就给他吃副食品,不要拘泥于原本的饮食时间,稍稍调整进食时间,之后再慢慢调回正常时间。

Q 宝宝吃饭不专心怎么办?

宝宝大约在吃副食品后期，10～12个月大左右，因为好动，容易出现吃饭不专心的现象，只要旁边有吸引他注意的东西，就会忘了吃饭，因此宝宝吃饭时最好营造吃饭的气氛，且排除会令他分心的物品。

可准备宝宝专用的餐桌椅，只要还没吃完饭，就不要让他离开，才能养成专心吃饭的好习惯，这个习惯应该自开始吃副食品后，就开始养成。

如果宝宝真的不愿意专心吃饭，不妨稍后再喂食，等他真正饿了，再要求他乖乖坐着吃饭，也能逐渐养成他对吃饭的兴趣和专心度。

Q 宝宝的用餐时间大概多久?

一般来说，宝宝的用餐时间通常控制在30分钟左右即可，但也不是过了30分钟后，就必须机械式的将所有东西都收拾妥当，如果宝宝还想吃，当然继续喂食，但若出现分心、爱玩的情形，就应该早早结束用餐。

有些长辈会在宝宝开始玩的时候，就追在后面把食物送到孩子嘴里，这种方法会让孩子长大后，更不会乖乖地坐在椅子上进食。

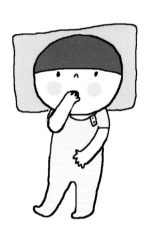

Q 宝宝喜欢吃副食品，可以早点改成1天3餐吗?

也有些宝宝在开始喂食副食品后，就爱上了副食品，喝奶量骤减，这时就不用强迫他一定要喝足1天的奶量。**若宝宝不爱喝奶，又刚好喜欢吃副食品，就不妨让他每天吃三餐**，与其凡事都依计划行事，不如配合孩子的成长步调，随机应变来得好。

Q 如何得知宝宝的营养是否足够?

想知道宝宝是否营养足够，除了可以对照同年龄、同性别的儿童成长曲线外，也可以试试下列方法，观察宝宝的体格发育情况：

● 宝宝每天是否精神奕奕，不哭闹、睡得好等。

● 宝宝的脸色是否红润，头发密黑有光泽、皮肤细致不粗糙等。

● 摸摸宝宝身上的肌肉是否结实不松软。

Q 餐和餐之间，需要喂宝宝吃点心吗？

开始喂食副食品后，基本上是不需要额外添加点心的。不过，有时会因为到了后期，1天3餐可能仍未达到营养的基本量，此时，不妨给他一些小点心填补不足。

父母可以在2餐之间（早上10点和下午3点）喂个小点心，但选择食物的重点，应该放在其他餐无法取得的营养上，尤其是蔬菜、水果等，量也不需要多，以免影响正餐的用餐量。水果或果泥是不错的选择，要特别注意的是，别让用餐时间拖得太长，以免点心时间影响到正餐，反而让宝宝吃不下正餐。

Q 宝宝出现哪些异常现象要小心？

只要观察到宝宝有任何异于平常的现象，都应该立即求助小儿专科医师诊治，好让宝宝及早恢复健康。

父母应该随时观察宝宝的健康状况，一旦出现警示就要特别小心！可观察的健康警示包括：发热、体温不稳定（反复发热）、反复性呕吐、胆汁性呕吐、肤色苍白或嘴唇发紫、目光呆滞或眼睛上吊、活动力持续不佳、囟门异常凸起或凹陷、呼吸急促且有胸凹的现象、烦躁不安、哭闹不停、抽筋等。

Q 吃药后不能喝葡萄柚汁？

许多医师都建议，服用药物后，不可同时摄取葡萄柚汁。这是因为**葡萄柚汁中的特殊成分，会影响肝脏中酶的活性，导致某些药物的代谢受到影响**，这些药物包括蠕动促进剂、钙拮抗剂及环孢剂等。

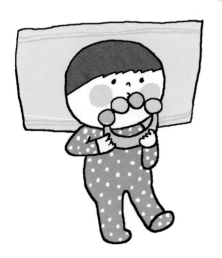

Q 如何预防宝宝噎到？

● 宝宝吃东西的时候，身旁随时要有大人照顾，不要让他边吃边玩。

● 不要让宝宝拿到能刚好吞咽的小东西，例如扣子、别针、钱币、珠宝耳环等。

● 不要让太小的宝宝吃过大、过硬的食物，例如花生、核果、糖果、玉米粒等。

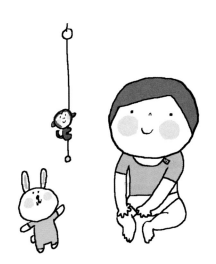

Q 微波炉加热副食品，会破坏食物中的营养素吗？

事实上，**利用微波炉加热副食品，并不会破坏食物中的营养成分**，因为微波炉是利用微波穿透食物，让水分子产生震动，通过摩擦而产生热能，这也就是为什么微波食物时，最好要搅拌的原因，因为**微波会直接照射到食物又反弹到炉中，因此容易出现受热不均匀的现象。**

此外，要特别注意的是，使用微波炉加热食物，务必选择正确的器皿来加热，且不要将盖子盖上，也不要过分加热，在给宝宝吃之前，也应该先试一下温度。

Q 自制冷冻副食品，营养素会流失吗？

由于宝宝刚开始吃副食品时，分量都非常少，有时1次制作1周的分量较方便，但也有许多妈妈担心自制的冷冻副食品，会让营养素消失殆尽，真的是这样吗？

其实，**只要食物保存得当，就可以保有食物的鲜度和营养**，重点在于**"要将每种单项食物分开制作保存"**，建议妈妈可以用制冰盒将副食品做成一小格、一小格的冰块后，取出移入密闭的保鲜盒中冰存起来。每天只要拿一小块出来加热解冻，就可以不用担心营养素会因冷冻而流失，也很方便取用。现在有卖小盒装的食物保存盒，更利于副食品的分装。

10~12个月副食品

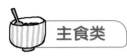**主食类**

Q 10~12个月的宝宝已经不喜欢吃泥状食物，该给他吃什么呢？

　　这个阶段的宝宝很适合吃泥状但带点半固体的食物，有不一样的口感但又易于吞咽和咀嚼。

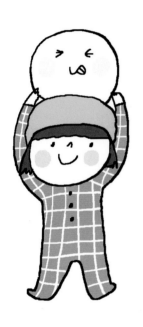

Q 宝宝长牙了，可以吃面条吗？

　　10~12个月的宝宝，应该上、下4颗牙齿都陆续长出来了，因此已经能用牙齿嚼碎食物了，对于面条类的食物，会慢慢咬断，但仍须煮软。食物已经不用像之前都要压成泥或糊状，现在可以有一点形状，但要以用前面的牙齿、舌头和牙床就可压烂的食物为主。

Q 自制抹酱，为什么选择南瓜？

　　南瓜做成抹酱，简单又营养；南瓜富含许多对眼睛有益的营养素，如α-胡萝卜素、β-胡萝卜素、玉米黄素、叶黄素、维生素A，南瓜皮又富含膳食纤维，若有食物搅拌机，可以连皮一起打碎吃更好。

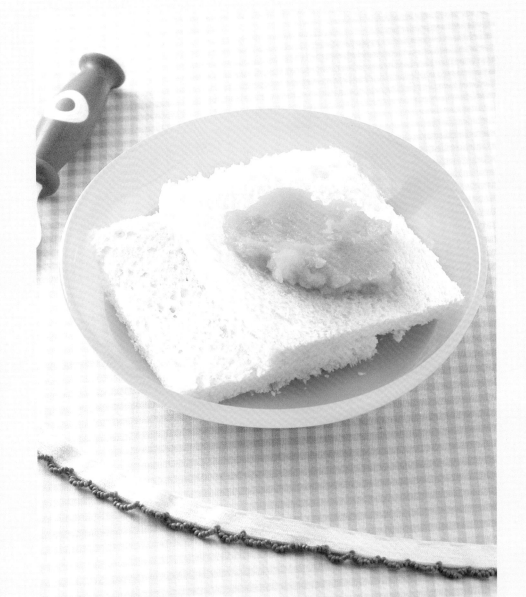

南瓜吐司

1人份

材料
吐司1/2片，带皮南瓜30克。

做法
将南瓜蒸熟，去皮后压成泥，
抹在吐司上当抹酱。

热量
81.2千卡
糖类
14.1克
蛋白质
2.6克
脂肪
1.6克

Q 生山药的营养价值高，宝宝可生吃吗？

山药在营养学的六大分类上，属于主食类，所含碳水化合物作为热量来源之一，是很健康的食材。山药味淡，可和不同的食物做搭配。虽然山药可以生吃，但是对于宝宝而言，肠胃发育不完全，仍要煮熟后再食用。

Q 为什么宝宝需要植物性蛋白质？

植物性蛋白质来源有黄豆、扁豆、四棱豆、毛豆、花豆、豌豆等，和动物蛋白相比，含有较多膳食纤维，有助肠道健康，并含有异黄酮类、植醇等植物素，提供人体所需营养素，增加宝宝多元性食物来源。

Q 素食宝宝要如何摄取完整的蛋白质？

素食宝宝要豆类加谷类一起吃，才能摄取到完整的蛋白质。因豆类往往缺乏甲硫氨酸和色氨酸两种氨基酸，谷类缺乏离氨酸，两种食材一起煮，会互补彼此不足的部分，摄取到完整的蛋白质。

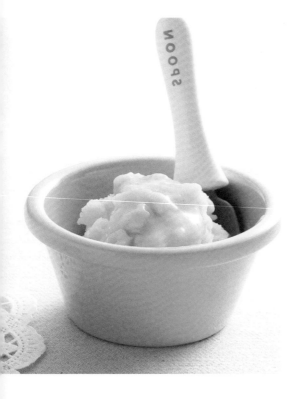

山药麦糊

1 人份

材料
山药110克，麦片3匙（或麦精4匙）。

做法
山药去皮，切小丁，蒸熟至软；麦片泡开，将熟软的山药加入麦片，压成半泥糊状。

热量	糖类	蛋白质	脂肪
90.46千卡	15.92克	1.97克	2.1克

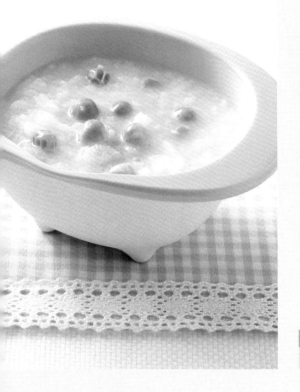

豆豆粥

材料

四棱豆30克（也可以添加不同种类的豆类一起煮），米30克。

做法

米、四棱豆洗净，加适量水，用电锅蒸熟或煮熟。

热量	糖类	蛋白质	脂肪
137.4千卡	28.91克	4.72克	0.32克

红豆稀饭

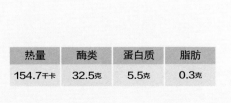

材料

红豆15克，米30克。

做法

米和红豆洗净，加适量水，用电锅蒸熟或煮熟。

热量	酶类	蛋白质	脂肪
154.7千卡	32.5克	5.5克	0.3克

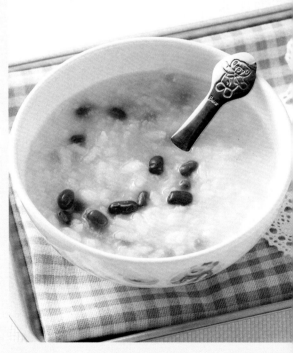

Q 宝宝吃糙米会不会太硬?

宝宝吃的糙米可以用水泡久一点再煮，或是煮成粥都可食用，能增加B族维生素和膳食纤维的摄取。

Q 胚芽米的膳食纤维比白米多?

虽然膳食纤维的含量以糙米居冠，其次是胚芽米，最后是大米，但以口感接受度来说，依序是大米、胚芽米，最后才是糙米。

Q 宝宝排斥苦瓜，要如何增加接受度?

味觉较敏感的宝宝，对于苦瓜的苦味若排斥，可以添加不同的食材掩盖苦味，如甜甜的南瓜、红薯、胡萝卜等。

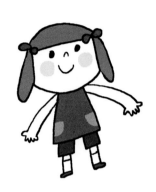

豆腐糙米粥

1 人份

材料

嫩豆腐1/5块，糙米30克，菜豆1小根，高汤适量。

做法

❶ 嫩豆腐用热水冲过，切小块；菜豆洗净，切段；糙米泡水1小时。

❷ 取一汤锅，放高汤、嫩豆腐、菜豆、糙米一起熬煮成粥。

TIPS

豆腐可选嫩豆腐或传统豆腐，但是不建议用蛋豆腐，等1岁以后能吃全蛋时再尝试。

热量	糖类	蛋白质	脂肪
119.9千卡	24.9克	3.5克	0.7克

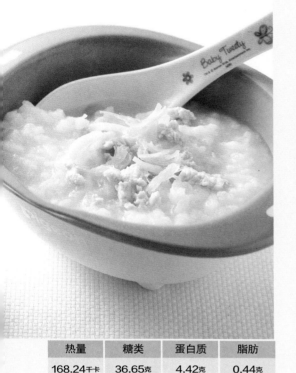

鲜干贝鸡肉粥

（1人份）

材料

胚芽米40克，小干贝1粒，鸡肉馅30克（鸡里脊肉较嫩），米酒适量。

做法

❶ 小干贝洗净，先蘸一点米酒，泡水约1小时，入电锅蒸约30分钟。

❷ 小干贝剥成丝；胚芽米洗净。将胚芽米、小干贝丝、鸡肉馅、适量水均匀混合。

❸ 放入电锅中，外锅加1杯水，蒸煮至熟即可。

TIPS 鲜干贝提供天然的鲜味，可以不需再加额外的调味料。

热量	糖类	蛋白质	脂肪
168.24千卡	36.65克	4.42克	0.44克

苦瓜南瓜粥

（1人份）

材料

苦瓜65克，南瓜100克，米30克。

做法

❶ 苦瓜洗净，切小块；南瓜去皮，切小块；米洗净。

❷ 取汤锅，加入苦瓜、南瓜、米、适量水一起炖煮至软烂。

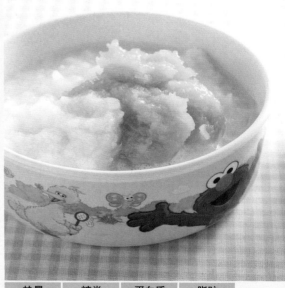

TIPS 苦瓜先用开水煮过，能够降低苦味。

热量	糖类	蛋白质	脂肪
168.24千卡	36.65克	4.42克	0.44克

Q 玉米太硬，宝宝可先改吃玉米酱吗？

宝宝咀嚼功能发展尚未完善时，可买罐装玉米酱取代玉米粒，或是将新鲜玉米粒磨碎。1岁后可以尝试吃一小段玉米条，训练宝宝的手和咀嚼能力。

Q 胡萝卜为什么建议要加油烹煮？

胡萝卜富含类胡萝卜素，如α-胡萝卜素、β-胡萝卜素、叶黄素、β-隐黄素、茄红素，是很好的抗氧化营养素。由于这些营养素是脂溶性的，需和油脂一起烹煮，才能将营养素带出来。

Q 感冒时的宝宝，可以吃什么有营养的食物？

猪肝、菠菜是营养丰富的食物，适合宝宝生病时食用，因为猪肝富含维生素A，菠菜富含β-胡萝卜素，亦能转换成为维生素A。维生素A和上皮细胞的形成有密切关系，上皮细胞的功能就是阻挡病原菌侵入，可保护身体，很适合容易感冒和感冒长久不愈的宝宝食用。同时，猪肝含有优质蛋白质，可提升人体的免疫力。

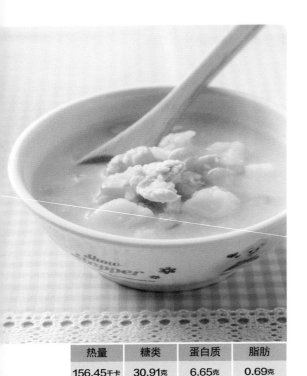

鸡蓉玉米粥 ①人份

材料

米30克，玉米酱15克，土豆40克，鸡肉馅15克，盐少许。

做法

❶土豆去皮，切小丁；米洗净。

❷将米、土豆、适量水放入锅中，一起炖煮至熟烂。

❸再加入鸡肉馅煮至熟透，最后加入玉米酱搅拌均匀。

TIPS

玉米若是发霉就不可以吃，因为发霉的玉米中，含有致癌的黄曲霉素。

热量	糖类	蛋白质	脂肪
156.45千卡	30.91克	6.65克	0.69克

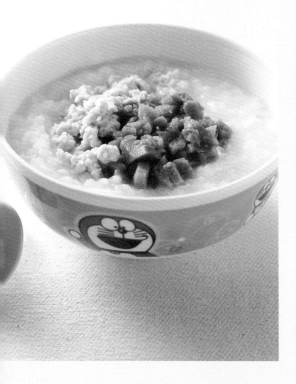

胡萝卜稀饭 ①人份

材料

胡萝卜15克，米30克，猪肉馅30克，橄榄油2毫升。

做法

❶ 胡萝卜去皮，切小丁。

❷ 胡萝卜和橄榄油一起拌炒，再加入猪肉馅一起炒至半熟。

❸ 取一电锅，放入做法2食材和米、适量水一起炖熟。

热量	糖类	蛋白质	脂肪
180.48千卡	31.24克	9.2克	2.08克

翡翠猪肝粥 ①人份

材料

菠菜40克，米40克，猪肝30克。

做法

❶ 菠菜入开水汆烫，捞起；猪肝煮熟，捞起。

❷ 菠菜放入果汁机中打成泥；猪肝压成泥糊状。

❸ 米煮成粥后，加入菠菜泥，最后放入猪肝泥拌匀。

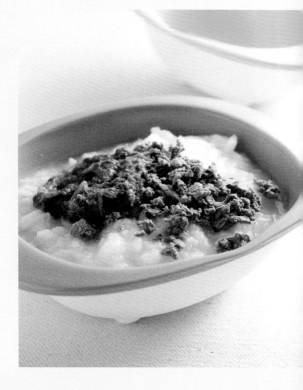

热量	糖类	蛋白质	脂肪
184.1千卡	32.9克	10.2克	1.3克

Q 缺乏维生素B₁，注意力会不集中吗？

缺乏维生素B₁，会有注意力不集中和记忆不佳的状况。糙米和猪肉都含有丰富的维生素B₁，可以吃猪肉南瓜糙米粥，补充维生素B₁。

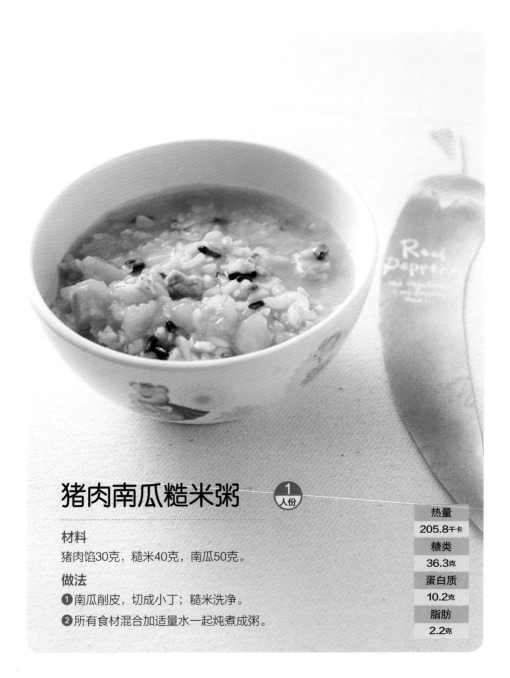

猪肉南瓜糙米粥

1 人份

材料
猪肉馅30克，糙米40克，南瓜50克。

做法
❶ 南瓜削皮，切成小丁；糙米洗净。

❷ 所有食材混合加适量水一起炖煮成粥。

热量
205.8千卡
糖类
36.3克
蛋白质
10.2克
脂肪
2.2克

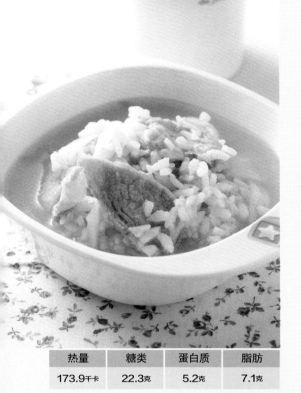

洋葱猪肉汤饭

材料

洋葱1/6个，米饭半碗，梅花肉片2片，胡萝卜10克，油少许，日式酱油少许，高汤少许。

做法

❶ 洋葱去皮，切丝再切小段；梅花肉片切小片；胡萝卜去皮，切细丝。

❷ 热锅加少许油，爆香洋葱、胡萝卜、肉片。

❸ 加入米饭，倒入高汤，焖熟，起锅前加日式酱油调味。

热量	糖类	蛋白质	脂肪
173.9千卡	22.3克	5.2克	7.1克

猪肉薯泥饼

材料

猪肉馅35克，土豆半个（90克），胡萝卜10克，油少许。

做法

❶ 土豆削皮，蒸熟，压成泥状；胡萝卜削皮，切小丁，蒸熟。

❷ 土豆、猪肉、胡萝卜搅拌至呈黏稠状，做成饼形。

❸ 起油锅，放入薯饼，煎至表面金黄，再翻面煎金黄即可。

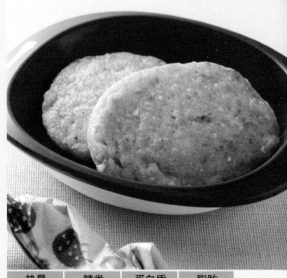

热量	糖类	蛋白质	脂肪
299.4千卡	33.2克	19.6克	9.8克

Q 食用菠菜面，还要加其他蔬菜吗？

菠菜面中虽然有菠菜，但不代表膳食纤维含量很高，所以烹调时还是要加点其他蔬菜，营养才均衡。

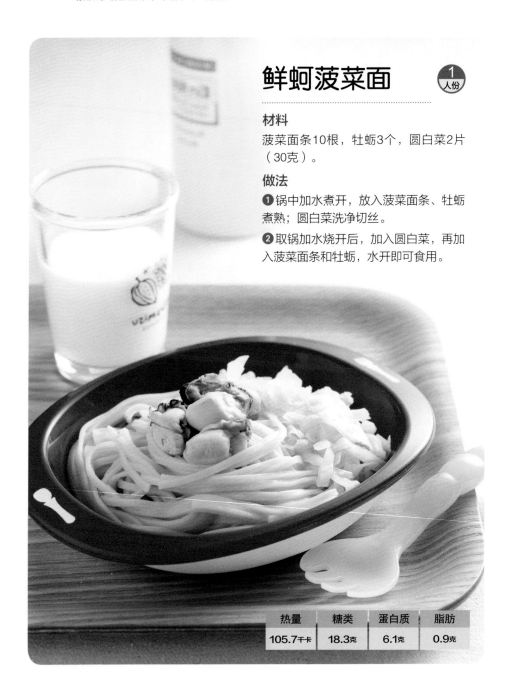

鲜蚵菠菜面

材料

菠菜面条10根，牡蛎3个，圆白菜2片（30克）。

做法

❶锅中加水煮开，放入菠菜面条、牡蛎煮熟；圆白菜洗净切丝。

❷取锅加水烧开后，加入圆白菜，再加入菠菜面条和牡蛎，水开即可食用。

热量	糖类	蛋白质	脂肪
105.7千卡	18.3克	6.1克	0.9克

香菇芦笋面

1 人份

材料

生香菇1朵，芦笋1根，胡萝卜1小块，干面条10根。

做法

❶ 生香菇、芦笋切丁；胡萝卜去皮，切丁。

❷ 取一汤锅，放入做法1食材及干面条，加水煮熟。

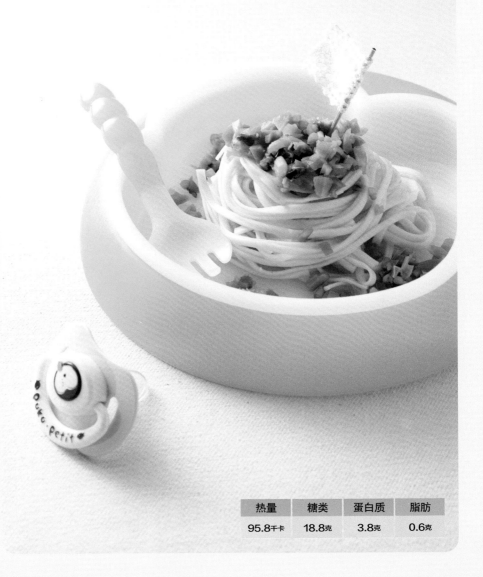

热量	糖类	蛋白质	脂肪
95.8千卡	18.8克	3.8克	0.6克

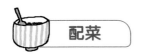 **配菜**

Q 为什么上海青用油炒比水煮好？

上海青富含β-胡萝卜素，能转换成维生素A，维生素A为脂溶性，要以油烹调才能带出其营养成分。维生素A能抑制皮肤角质化，改善干燥肤质。

Q 哪种汤是大多数宝宝都爱喝的？

罗宋汤（俄罗斯人常喝的汤）营养价值高，不需要添加调味料，味道就很浓郁，大多数宝宝都喜欢这个味道。

Q 宝宝可以吃肉块吗？

比较会咀嚼的宝宝，可以吃炖得很烂的小肉块，烂的程度以宝宝可以用舌头和牙床磨开为主。因为有些宝宝不喜欢吃质地太软的东西，喜欢有点咀嚼感的食物。

青江牛肉 1人份

材料
上海青1小把，牛肉35克，橄榄油2毫升。

做法
❶ 上海青洗净，切小段；牛肉切丝，再切小段。

❷ 起油锅，放入牛肉，炒至半熟，再放上海青，炒熟即可。

热量	糖类	蛋白质	脂肪
80.1千卡	2.6克	6.4克	4.9克

罗宋汤 1人份

材料
牛肉馅40克，西红柿1/2个，土豆1/3个，洋葱1/6个，胡萝卜1/4根，圆白菜2片。

做法
❶ 土豆去皮，切小一点的滚刀块；洋葱去皮，切段；圆白菜洗净，切丝；西红柿洗净，切小块。

❷ 取汤锅加水煮开，放入所有食材，再转中小火熬煮至味道出来即可。

热量	糖类	蛋白质	脂肪
183.8千卡	28.4克	10.8克	3克

Q 为什么豆腐适合宝宝吃?

豆腐和肉都是优质蛋白质，含有人体所需的氨基酸；豆腐没有胆固醇，并含有膳食纤维，是很好的高生理值蛋白质来源。

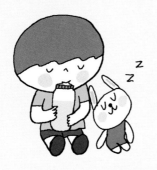

豆腐镶肉

① 人份

材料

传统豆腐1块，肉馅10克，酱油少许，淀粉少许。

做法

❶ 肉馅请肉商至少要绞3次，再以酱油腌一下。

❷ 取汤匙，从豆腐中间挖一小块，挖出的豆腐放入绞肉里搅拌均匀。

❸ 挖一小匙绞肉，并蘸一点淀粉，填回豆腐凹槽，用电锅蒸熟。

热量	糖类	蛋白质	脂肪
46.5千卡	2.4克	5.4克	1.7克

西红柿凉拌豆腐 ① 人份

材料

西红柿1/4个，嫩豆腐1/3盒。

做法

❶ 嫩豆腐用热开水冲洗。

❷ 西红柿洗净，用热水烫过再切小丁。

❸ 当宝宝要吃的时候，再将西红柿和嫩豆腐搅拌成泥喂食。

热量	糖类	蛋白质	脂肪
26.5千卡	2.8克	1.8克	0.9克

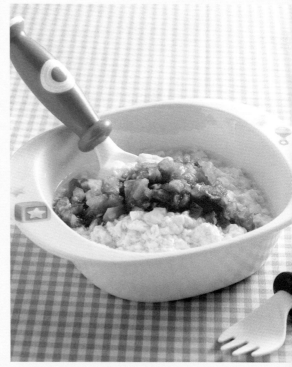

Q 何时开始可以给宝宝添加调味料？

当宝宝的副食品量在1天中占进食量的2/3，或是奶量减少，副食品逐步增加时，就可以添加少许盐、酱油调味，因为本来宝宝所需的钠来自于喝的奶，但当奶量变少，钠量不够，则需在饮食中添加一点钠。

Q 鸡肉所含的维生素B$_6$，较其他肉类多？

鸡肉所含的维生素B$_6$，相对于其他肉类来说是较高的。维生素B$_6$可促进蛋白质和脂质的代谢，并能保护皮肤，若缺乏易患有脂溢性皮肤炎和口角炎，可吃点鸡肉补充维生素B$_6$。

Q 鸡汤有什么营养价值？

鸡汤含有许多氨基酸，氨基酸是蛋白质分解后的小分子产物，目前研究发现，不同的氨基酸有不同的生理作用，和成长荷尔蒙、免疫等有关，但因为鸡皮煮出来的饱和性油脂过多，建议这个年龄的宝宝，沥油后再食用，避免太油难以消化。

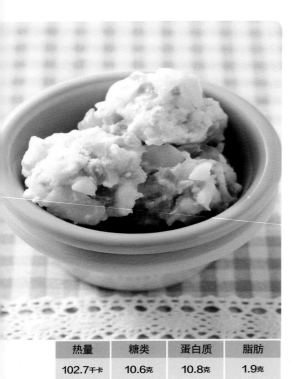

鸡肉丸

1
人份

材料
鸡肉馅40克，胡萝卜8克，山药100克，盐少许。

做法
❶ 山药、胡萝卜去皮后，切小丁，入锅蒸熟。

❷ 蒸熟后，将山药、胡萝卜压成泥，加盐、鸡肉馅，搅拌均匀，捏成球状，蒸熟即可。

热量	糖类	蛋白质	脂肪
102.7千卡	10.6克	10.8克	1.9克

TIPS
此道菜肴中的山药，也可以用土豆取代。

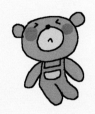

Q 哪种蔬菜是宝宝比较喜欢吃的？

一般而言，大白菜和圆白菜具有甜味，很多宝宝都爱吃。对不爱吃蔬菜的宝宝，可增加这两款蔬菜的食用频率。

Q 使用干贝可减少盐用量？

干贝具有天然的鲜味，可以减少盐的用量，让宝宝从小养成清淡的饮食习惯。

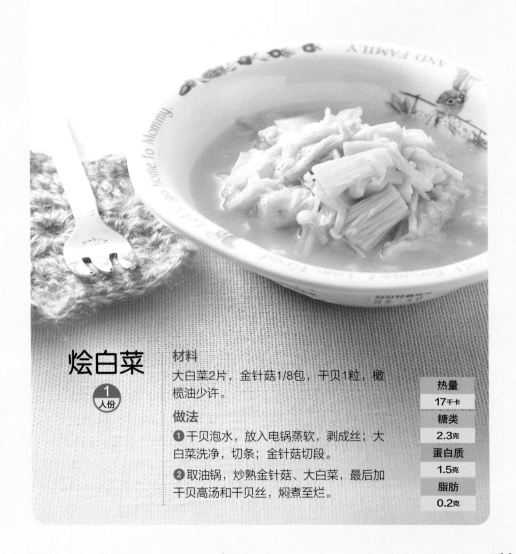

烩白菜

（1人份）

材料

大白菜2片，金针菇1/8包，干贝1粒，橄榄油少许。

做法

❶ 干贝泡水，放入电锅蒸软，剥成丝；大白菜洗净，切条；金针菇切段。

❷ 取油锅，炒熟金针菇、大白菜，最后加干贝高汤和干贝丝，焖煮至烂。

热量
17千卡
糖类
2.3克
蛋白质
1.5克
脂肪
0.2克

Q ## 使用味噌要再放盐吗？

味噌（也叫日式大豆酱）容易消化，但含盐量较高，因此烹调时用了味噌不需再放盐。

Q ## 哪些鱼含有脑黄金（DHA）？

深海鱼和淡水鱼都含有脑黄金（DHA），但深海鱼含量较高，如秋刀鱼、沙丁鱼、金枪鱼、鲣鱼、三文鱼、旗鱼、鲭鱼、鳗鱼等。因人体无法自行合成DHA，所以需要从食物中获得，若摄取不足，可能会造成学习能力低下、神经传导不正常、生长发育迟缓等。

Q ## 鱼是很好的脑黄金（DHA）来源，应让宝宝餐餐吃鱼？

现今汞污染严重，不建议餐餐吃深海鱼，仍以均衡饮食为原则，以豆、鱼、肉、蛋等轮流作为优质蛋白质的摄取来源，并获得不同的营养。

❶ 不吃鲨鱼、箭鱼、鲭鱼、方头鱼，因含有较高的汞。

❷ 选择含汞量较少的海鲜，如虾、贝、三文鱼、绿鳕、鲶鱼，1星期最多食用6盎司（1盎司=28克，6盎司=168克）。

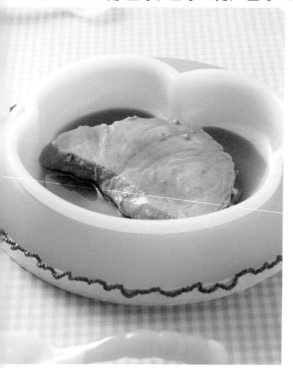

味噌鱼

材料

旗鱼40克，味噌少许。

做法

旗鱼洗净，抹上味噌腌渍，装盘放入电锅蒸熟即可。

热量	糖类	蛋白质	脂肪
46千卡	0.1克	7.8克	1.6克

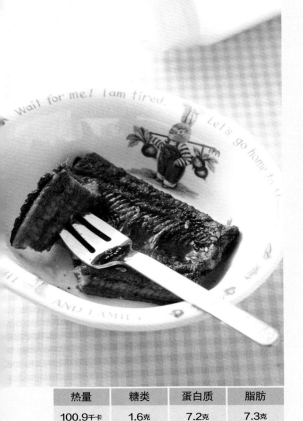

烤鳗鱼

1 人份

材料

鳗鱼1片。

做法

将鳗鱼放入烤箱，转150℃，烤10分钟即可。

TIPS 　鳗鱼细刺多，喂给宝宝前要小心剔除。

热量	糖类	蛋白质	脂肪
100.9千卡	1.6克	7.2克	7.3克

清蒸鳕鱼

1 人份

材料

鳕鱼1片，姜1小块，盐少许。

做法

鳕鱼洗净，沾少许盐抹在鳕鱼表面；姜洗净，切丝。

❷把姜丝放在鳕鱼上，放入电锅中蒸熟即可。

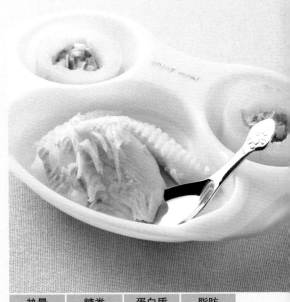

TIPS 　一餐中若其他食物已有调味，就没有必要在鳕鱼上抹盐，避免增加钠的摄取量。

热量	糖类	蛋白质	脂肪
120千卡	0克	7克	10克

Q 菇类属于蔬菜类，能提供膳食纤维？

蔬菜的种类很多，凡含有膳食纤维、热量低的可食性植物，都可以说是蔬菜，除了绿叶蔬菜之外，各式菇类也属蔬菜类，是宝宝很好的膳食纤维来源。在菇类中，蘑菇适合10～12个月的宝宝进食，等宝宝牙齿长齐，就可以尝试食用其他菇类。

Q 宝宝不爱吃饭，有什么方法可增加主食摄取量？

主食类的食物，是宝宝主要热量的供应来源，在食材的变化上有许多种，莲藕亦是属于主食类的食物，和肉馅一起食用，便于宝宝吞咽。此外，莲藕含有维生素C，猪肉含有维生素B_1，都是宝宝需要的营养素。

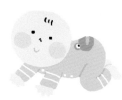

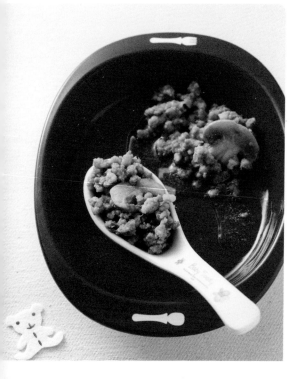

洋菇炖肉

1人份

材料
洋菇3朵，腰内肉30克，日式酱油少许。

做法
❶ 洋菇切薄片；腰内肉作成肉馅。
❷ 在做法1中加一点日式酱油，一起炖煮至熟软即可。

热量	糖类	蛋白质	脂肪
85千卡	0.9克	14.5克	2.6克

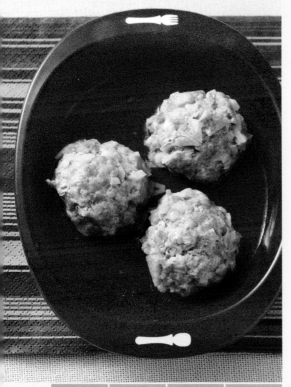

莲藕蒸肉

1人份

材料

莲藕1小节，猪肉馅30克，姜末、酱油、盐少许。

做法

❶ 莲藕洗净，去外皮，磨成泥状，以纱布轻拧将水过滤。

❷ 将莲藕泥、猪肉馅、姜末、酱油、盐搅拌均匀。

❸ 放入电锅蒸熟即可。

热量	糖类	蛋白质	脂肪
87.6千卡	11.9克	7.3克	1.2克

黄瓜镶肉

1人份

材料

大黄瓜1小块，猪肉馅30克，姜末、葱末、盐少许。

做法

❶ 大黄瓜洗净，削去外皮，切小段，挖去中间的瓤和籽。

❷ 将猪肉馅、姜末、葱末、盐搅拌均匀，备用。

❸ 以汤匙挖出适量肉泥，塞进大黄瓜中间，放到电锅里蒸熟即可。

TIPS 大黄瓜也可以用苦瓜、白萝卜代替。

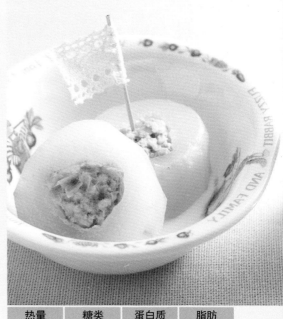

热量	糖类	蛋白质	脂肪
46.3千卡	2.4克	6.7克	1.1克

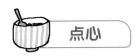 **点心**

Q ## 宝宝什么时候可以开始喝综合果汁?

当宝宝尝试过不同水果且没有过敏后,就可以喝综合果汁。但要注意,果汁只是点心,分量不要太多,也不能当水喝,避免宝宝摄取过多糖分和热量,影响正餐食量。

Q ## 10~12个月的宝宝,最好以五谷根茎类为点心?

给宝宝提供的点心可以是绿豆、红薯、南瓜、薏米、吐司、馒头等,因为此时的配方奶或母乳,还是会提供一定量的蛋白质,因此增加热量的需求,可以五谷根茎类的食材为主。

Q ## 绿豆和薏米在营养学分类上属主食类?

两者都属于主食类,为复合型的碳水化合物,提供热量和膳食纤维和B族维生素。

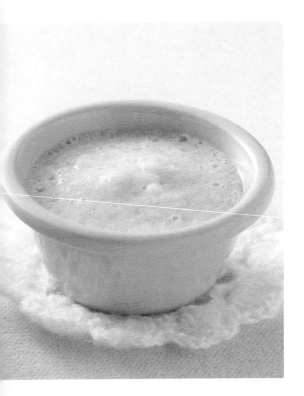

什锦果汁

材料
番石榴1/6个,苹果1/4个,菠萝1片,香蕉1/6根。

做法
将所有材料洗净,香蕉、苹果、菠萝去皮,所有食材切小块,以果汁机搅打成果汁即可。

热量	糖类	蛋白质	脂肪
66.2千卡	15.2克	0.9克	0.2克

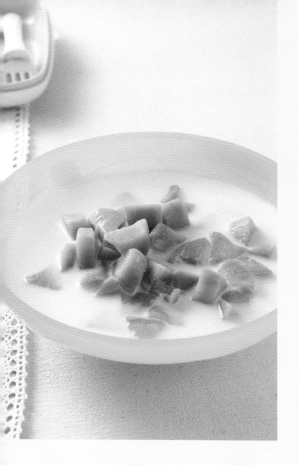

红薯奶

材料

红薯半个，母乳或配方奶80毫升。

做法

红薯去皮，切小丁，以电锅蒸熟，再加入母乳或配方奶中。

热量	糖类	蛋白质	脂肪
126.1千卡	23.2克	1.8克	2.9克

绿豆薏米汤

材料

绿豆、薏米各2匙，糖5克，水300毫升。

做法

绿豆和薏米泡水2小时，加水、糖煮烂即可食用。

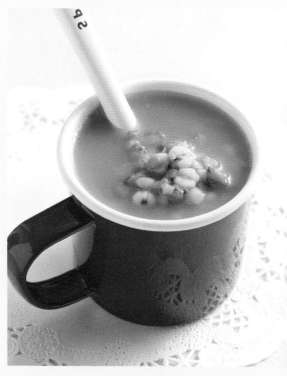

热量	糖类	蛋白质	脂肪
92千卡	17.5克	3.7克	0.8克

Q 八宝粥虽然营养，但一次量不要太多?

八宝粥富含膳食纤维和B族维生素，但一次的量不建议食用太多，因糯米较不易消化；可将糯米替换成大米或糙米，当正餐主食食用。

Q 宝宝的点心怎么组合、搭配最好?

最好的点心组合是以复合性的碳水化合物加上水果，可提供热量、膳食纤维、B族维生素、维生素C、植物素等。

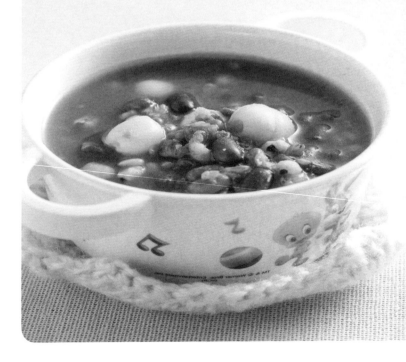

八宝粥

1 人份

材料
大米20克，红豆5克，绿豆5克，去心干莲子5克，薏米5克，红枣2颗，黑枣2颗，桂圆肉1克。

做法
❶红豆、莲子泡水3小时；绿豆洗净，泡水2小时；大米和薏米洗净，泡水1小时。
❷红枣、黑枣洗净，泡滚水。
❸取锅放入所有材料，加水淹过材料，以小火焖煮至熟。

热量
155.8千卡
糖类
31.5克
蛋白质
6.1克
脂肪
0.6克

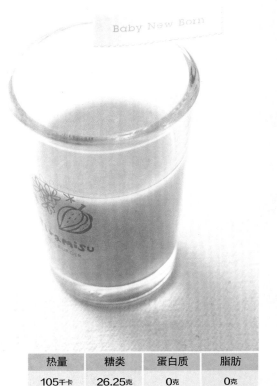

红糖藕粉

材料

红糖5克，藕粉25克。

做法

以滚烫热水冲泡藕粉，再加红糖即可。

TIPS　藕粉冲泡方便，属于主食类，能提供一定的热量。

热量	糖类	蛋白质	脂肪
105千卡	26.25克	0克	0克

烤香蕉

材料

香蕉1根，砂糖、奶油、肉桂粉少许。

做法

❶ 香蕉剥皮。

❷ 取烤盘，铺上铝箔纸，抹少许奶油，放上香蕉，撒糖和肉桂粉，将烤箱转180℃，烤10分钟。

TIPS　香蕉可以变化成多种不同的菜肴，等到宝宝大一点，对于油脂的接受度较高时，还可以用油炸的。香蕉冰冻，再用果汁机搅打，就可以做成冰沙。

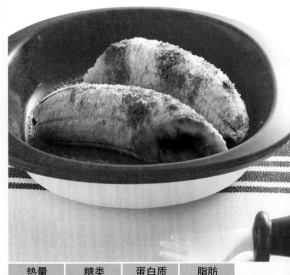

热量	糖类	蛋白质	脂肪
78.9千卡	14.5克	0.5克	2.1克

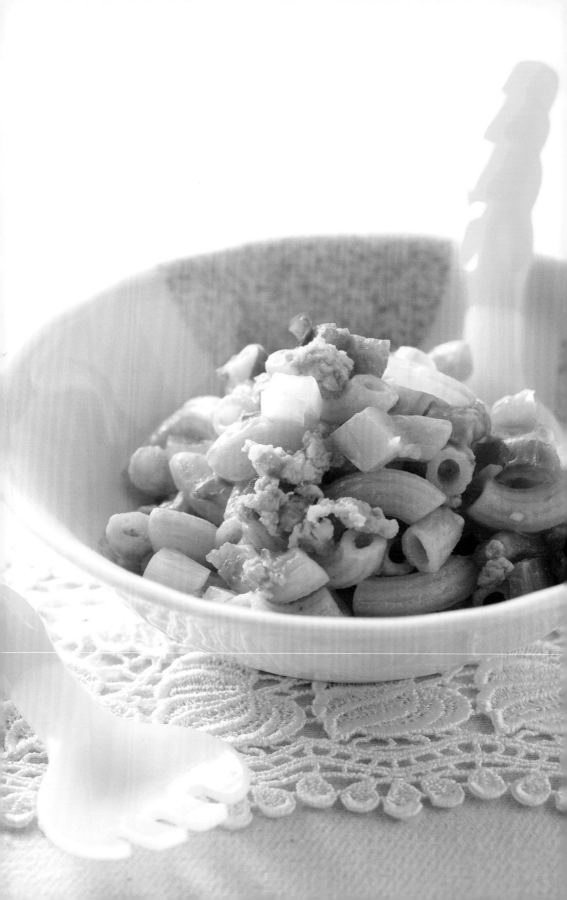

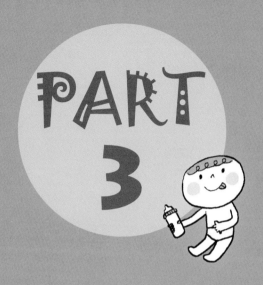

PART 3

1~3岁

宝宝和大人共食

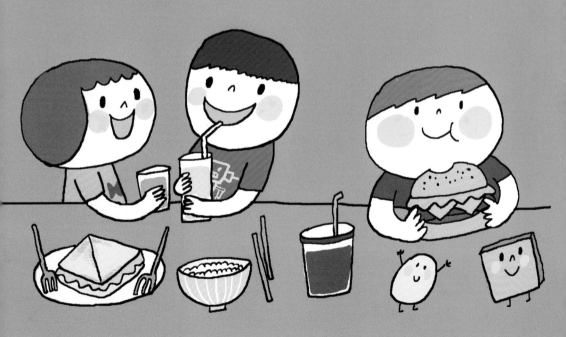

1岁的宝宝还要喝奶吗？

Q 宝宝需要多少牛奶？

对宝宝的第一年来说，母乳或配方奶是主要的营养来源，多摄取奶类确实能让宝宝的生长发育得到充足发展。但2岁以后，生长发育逐渐变得较为缓慢，对奶量的需求也会逐渐下降（因多摄取了成人食物）。不过，奶类中的钙质和其他维生素，仍是宝宝骨骼、组织、牙齿发育的重要来源之一。

一般来说，**当宝宝满2岁后，1天喝250～500毫升的牛奶就已经足够。**然而有些宝宝会逐渐厌恶喝奶，父母可以考虑使用其他乳制品来替换，例如乳酪和酸奶等。

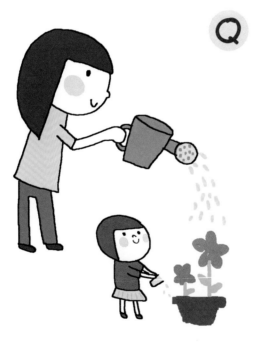

Q 宝宝喝冲泡奶粉会比市售鲜奶好吗？

奶粉是由鲜奶经过高科技的喷雾干燥法所制造而成，其营养成分和鲜奶相比不会差距太大。奶粉需要用温水冲泡，和体温相近，但鲜奶则须冷藏在低温下才能保鲜，和体温差距较大，若在冷藏状态立即饮用，对宝宝的消化系统是一种负担。

所以周岁以下的小孩应以母乳或配方奶为主；**1.5岁以上的小孩则可适量饮用鲜奶。**而从冰箱取出鲜奶饮用前，建议先放置10～15分钟，等温度稍微回温后再饮用；同时必须注意保存期限，最好是挑近期制造者较佳。

Q 宝宝可以喝保久乳吗？

市面上的牛奶除了奶粉、鲜奶，还有一种保久乳，也就是可以不必冷藏的牛奶，这类食品的营养成分高吗？是否适合孩子饮用？

放在室温下能储存较久的保久乳，之所以保久，并非添加防腐剂，而是经过高温短时间的完全灭菌法，风味跟鲜奶完全不同，营养成分和鲜奶大约一致，又可长时间保存，一般而言，1.5岁以上的幼儿可以饮用。不过，开封后仍建议要尽快食用完毕，否则也容易滋生细菌。

此外，**选择保久乳必须观察包装的完整性，检查是否有破损、膨胀或接近保存期限**，若超出保存期限者，则容易出现蛋白质变质的可能。因此，如果发现味道不对、有变酸或变苦的现象时，就应该丢弃。

Q 宝宝不喝奶，可以直接吃钙片吗？

不建议如此！父母仍应循循善诱地教导孩子多喝配方奶或牛奶，**对小儿来说，牛奶才是钙质的最佳来源**。若一定要使用钙片，则必须依照医师指示服用，千万不要超量，尤其不可服用来路不明、标识不清，或未经检验合格的钙片。

此外，除了牛奶外，也有许多食物含钙，例如酸奶、绿叶蔬菜、小鱼干、豆腐等，只要营养均衡，应该都比单吃钙片来得有效且安全。

Q 宝宝对牛奶过敏，有什么替代品吗？

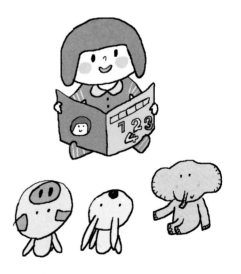

请按医师指示，给宝宝喝水解蛋白奶粉或部分水解蛋白奶粉，或按医师指示给予已证实安全有效之药品或益生菌。大小孩或许可以用豆浆、燕麦奶、亚麻仁粉、五谷粉等食物来代替每天所需的牛奶以提供钙质来源。

Q 如何帮宝宝戒奶瓶？

有些宝宝即使上了幼儿园，但每次喝牛奶时，仍需要用奶瓶喂食，令父母很困扰，到底该如何帮宝宝戒奶瓶？

想帮宝宝戒奶瓶，务必掌握几个重点：其一，在孩子出现可自己用手拿奶瓶且拿得很稳时，就试着用水杯装牛奶或饮料，让他自己拿着喝，刚开始即使只是一小口都无所谓，只要常常练习，就会越来越熟练，**并让他习惯使用杯子喝水和饮料等**；其二，**建议在2岁以前完成奶瓶的戒断**，否则，当孩子2岁以后，个性逐渐稳定，已经不适合用强迫的方式，如果这时才开始训练，可能就要耗费更大的心力了。

Q 宝宝已经1岁了，却还只喝母乳怎么办？

可以持续喝母乳，但必须同时增加其他食物的摄取。**建议延长每次喂母乳的间隔时间，并加入成人食物。**

理论上来说，宝宝不会让自己饿肚子，且多数1岁以上的小孩，多能接受各种口感的食物，味觉发育也较成熟，喜欢口味较重的食物（当然不建议给宝宝吃重口味的食物），因此对**1岁以上的宝宝可开始训练吃成人食物**。要尽量避免让宝宝吃零食、饮料或果汁之类的食物，以免影响吃正餐的食欲。

一开始可以尝试在每次进食前，先给他固体食物，例如香蕉、苹果切片、吐司、面包等，可以让他抓着吃的食物。甚至让他坐在餐桌前，跟着大人一起进食，让他自己从盘子中拿食物吃，让吃东西变成一种愉快、好玩的事，也许就能让宝宝喜欢上母乳以外的食物了。

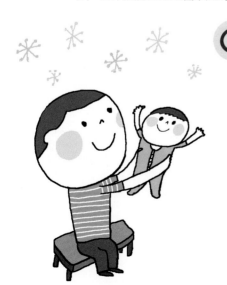

Q 晚上喝牛奶容易尿床？

宝宝半夜尿床的原因很多，美国过敏症专科医师曾对食物中会引起尿床的情形做了调查，结果发现，**牛奶、巧克力、鸡蛋、谷物和柑橘类水果，会使膀胱充盈膨胀，如果夜晚吃过多这类食物，就可能会造成多尿现象**；且饱食后，会让孩子睡得香沉，宝宝无法辨识来自膀胱的警示，而容易夜尿。

宝宝常见吃饭问题

Q 该不该让宝宝自己吃饭？

1岁左右的孩子，肢体动作越来越纯熟，经常会跟父母抢汤匙要自己动手吃，这时通常还只是笨拙的胡乱抓握，没办法精准地拿着汤匙放进嘴里，也因此经常搞得一团糟。这时，困扰的父母总是希望快快喂他吃完饭，好赶快结束这场混战！

不过，**自己拿汤匙吃饭，对宝宝来说，是一种新的学习，父母应该在他想学的黄金期（尤其是1.5~2岁）给予机会练习**。只要准备一张高度适中的椅子、地上铺张报纸、给予固定的餐具，就可以让宝宝知道这是吃饭的仪式，让他慢慢学习自己进食。

Q 1~3岁的宝宝要独立进食？

通常这个阶段的宝宝已经开始学习独立进食了，因此父母应该选择适当的餐具，让他学习自己进食。

此外，制作食物时，形状也要做成让宝宝方便拿取，以减少学习的挫折感；再者，**应该先让宝宝自己吃饭，等到吃不完时再喂他，而非一开始就喂食**。

Q 宝宝不喜欢自己动手吃，怎么办？

通常宝宝不愿意自己吃，等着大人喂，多是因为习惯的关系。因此制作食物要有耐心，选择可以让宝宝自己拿着吃的食物，父母不要在旁边催促，只要耐心地观察宝宝的反应即可。如果宝宝肚子饿，就会主动伸手拿取，多试几次，成功就给他鼓励，渐渐的，就能让宝宝自己动手吃东西了。

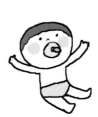
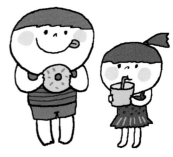

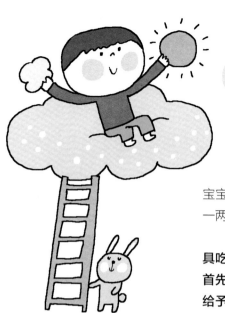

Q 明明宝宝会用叉子和汤匙，
为什么偏偏老是喜欢用手抓？

即使是到了2岁，已经能轻易使用叉子和汤匙的阶段，有些孩子仍旧不愿意使用，主要因为用手直接拿着吃要方便多了。训练宝宝使用餐具，最困难的地方是要他持续使用，这不是一两天就能顺利成功的事。

如果每次都是在宝宝很饥饿的时候，又要他使用餐具吃饭，当然会不耐烦。要训练宝宝使用叉子和汤匙，首先应该教他正确的使用方法，如果做得正确，就当场给予鼓励或赞美，让他有自信。此外，要选择宝宝好拿握的餐具，能让宝宝较快学会自己使用。

Q 宝宝吃东西的速度很快，食欲又好，有问题吗？

宝宝食欲旺盛并非坏事，唯一担心的是吃下过多营养不均衡的食物，造成热量过剩。如果想要纠正宝宝的饮食习惯，让他学会细嚼慢咽，最好的方式，就是将食物烹调成无法一口吞下的大小，只要没办法1次塞进嘴里，就会逼着他学习慢慢嚼及拿取食物。

Q 为何宝宝老是把饭含在嘴里？

● **蛀牙：** 如果以前宝宝吃饭的习惯都还不错，最近却老是含着饭不想嚼，父母可能要先关心是否有蛀牙，若有蛀牙，只要咬下去就会牙痛，当然也就不愿意咬了。

● **分心：** 如果宝宝总是习惯边看电视边吃饭，或是边玩玩具边吃饭，很容易因为太过专注于其他事情，而把饭含在嘴里不吞下去。

● **吃饱了：** 这是最常见的原因，这时不妨收起碗筷，不要再让宝宝继续吃。含着饭容易造成蛀牙，最好不要让宝宝养成这种习惯。

Q 用餐时，为什么宝宝总是喜欢离开座位？

宝宝用餐时，不喜欢坐在椅子上吃，通常都是从小没有养成习惯，或者父母总是在宝宝离开饭桌时，跟在后面追着喂食，而演变成一种习惯。

最好的方式，是**在副食品阶段就养成每次吃饭时就要乖乖坐在椅子上，当宝宝不想吃时，就收拾桌子，让他下桌**。如果父母每次都在用餐时，寸步不离地在旁边伺候，宝宝除了有压力外，也无法尽情享受吃饭的乐趣。因此，只要宝宝肚子饿，吃到一定的分量，若一阵子后离席到处走动，不妨收拾用过的餐具，不要再让宝宝继续吃了。

Q 宝宝边看电视边吃饭，行吗？

有些父母为了让宝宝乖乖坐好吃饭，会开着电视边看边喂饭，这个习惯其实并不好。**除了每天看电视的时间太长，会使宝宝的神经系统和身体机能疲劳，影响身心健康的发展，边看电视边吃饭，更容易因为咀嚼得不够，造成消化不良。**所以应该让宝宝专心吃完一餐，才是正确的喂食方法。

Q 宝宝边吃边玩，怎么办？

宝宝不愿意坐好乖乖吃饭，对父母来说，的确是一种困扰，尤其每餐都要追着他跑，不只容易生气，还会因此破坏和谐的亲子关系。如果宝宝不想吃，干脆先将饭菜收起，等他累了或者时间长了，自然就会肚子饿。也不用担心他会因为少吃一餐而营养不良，没有孩子会愿意饿肚子的。

只是切记，**在与下一顿饭期间，不要给予其他高热量且营养不均衡的食物，这样做是让宝宝知道——如果不吃正餐，是没有其他东西可以填饱肚子的！**

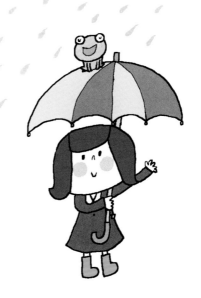

Q 宝宝吃饭时间应该多久？

吃饭虽需细嚼慢咽，但也不宜拖得过久。一般来说，吃饭时间约30分钟就已足够。有些宝宝因为不想吃饭，而使吃饭时间拖到1、2个钟头，也是常有的事。因此只要超过30分钟，就应把桌上收拾干净。

Q 宝宝吃饭好慢，怎么办？

如果你为了宝宝吃饭慢而苦恼，或许应该先想想，让他吃快一点的用意是什么？只要宝宝不是含着饭不吃，或者一吃就是1、2个小时，吃慢点又何妨？一般而言，**每一口的咀嚼次数应该超过20下，才能使食物的营养容易被吸收，且又可保护肠胃。**如果只是因为没有耐心等待，而破坏宝宝吃饭的乐趣和兴趣，这样的催促又有什么帮助？

如果真的不希望宝宝吃饭太慢，或许下次装饭的分量就不要太多，饭量太多，一来会让宝宝有"怎么总是吃不完"的感觉，也会让宝宝吃到最后就"边吃边玩"，所以对于宝宝吃饭慢吞吞，要有耐心，不要催促。但也须注意一定要让宝宝专心吃饭，不要边吃边玩。

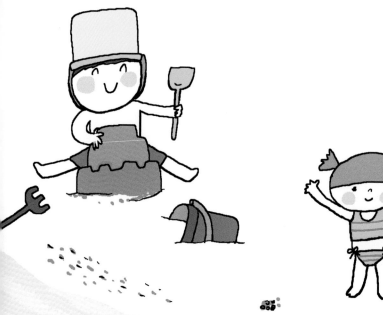
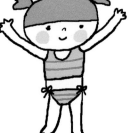

Q 宝宝对食物的喜好很两极，会不会营养不均衡？

如果在小时候宝宝就对食物喜好有极端的反应，长大后就很难不出现偏**食的状况**，这是父母应该要特别留意的现象。这时，暂且不管宝宝爱不爱吃肉、爱不爱吃根茎类蔬菜等，只要计算主要的营养来源，努力变换菜色，就能让宝宝吃得营养又均衡。

举例来说，如果不爱吃肉，那就喂宝宝吃鱼也无妨；不爱吃米饭，就给面食类，很多食物的营养成分，都是可以相互替代的。

Q 为什么宝宝会没食欲？

宝宝会有不想吃的念头，通常都是因为从小对食物的兴趣就不高，很多**时候，是因为在宝宝刚接触副食品时，食物处理不当所致**，例如没有接触各式各样的食物，或者吃东西时的气氛不对，也会让宝宝排斥吃饭。

此外，运动量低的宝宝，比较不容易饿，因此吃得相对也少。当然，如果食物的烹调方式不佳，不合胃口，或者吃饭时间拖太长，造成饭菜都冷了，口感不佳，也会让宝宝的食欲变差。

若长期饮食状况不好，容易造成生长迟缓、抵抗力较弱，就容易生病。若是蛋白质、铁质摄取量不足，还会出现注意力不集中的现象，导致学习出现障碍，负面影响很多。

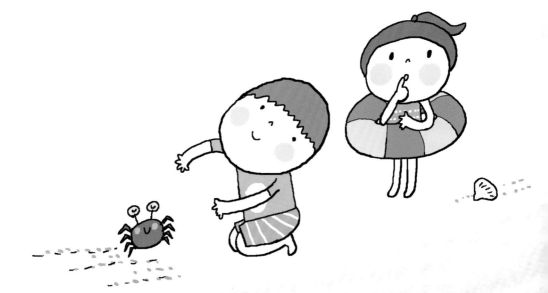

Q 为什么宝宝会吃太多?

宝宝会吃太多，通常都是因为父母在他还小的时候，担心营养不足，而过度喂食，养成胃口变大、想吃就吃的习惯。尤其是有些父母认为，"有吃总比没吃好"，而忽略了宝宝也应该要营养均衡；或者认为只有个子高体型胖的才有抵抗力，因此拼命喂食。

此外，也有部分父母是因为自己的饮食习惯不佳，例如常吃高油脂或高热量食物，导致宝宝跟着父母一起变胖。**避免宝宝超过体重标准，最好的方式是依照正确的饮食状况给予食物，且应该给予营养而有饱足感的食物**，戒除零食、点心、炸鸡、薯条等含过多热量的食物。同时，也应该时常带宝宝去户外运动，多晒太阳多喝水，让他维持良好的新陈代谢。

Q 宝宝吃饭需要定时定量吗?

其实每个人总有胃口好或不好的时候，因此不必期待宝宝每一餐都能吃完所有的食物。毕竟当宝宝累了，或是玩得太疯、太热时，经常会不想吃饭。

如果宝宝到了该吃正餐的时间没有食欲，不妨晚一点再让他吃。因为边谩骂、边生气、边逼宝宝吃，效果不佳。建议记录宝宝每天饮食的总分量，只要有达到均衡的营养及分量即可。

Q 宝宝只爱吃米饭，行吗?

如果宝宝只爱吃米饭，虽然父母绞尽脑汁把蔬菜偷偷煮成高汤，和米一起烹煮，让米饭也含有蔬菜的营养素。不过，毕竟大米作为淀粉类食物，**只是饮食金字塔中的其中一项，在一天的饮食量中，应当适量。**应利用各种方法让宝宝不偏食，才能摄取到各种营养素。

此外，**利用菜汤煮饭，虽然可以变化口味，勉强能维持部分的营养素，**但却丧失摄取蔬菜所具有的膳食纤维的机会，因此还需额外补充膳食纤维。

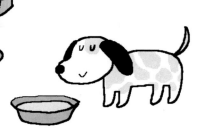

Q 宝宝讨厌吃肉怎么办？

宝宝讨厌某种食物，常常是因为不方便进食，例如切得块太大，或是太硬嚼不烂。遇到不喜欢吃肉的宝宝，通常是这类的问题。

此时可以考虑改变食物的状态，做成比较容易下咽的菜色，例如馄饨、饺子等；或改做口味较香甜的食物，例如鸡肉丸，这样大多数的孩子都比较能接受。

如果宝宝还是不愿意吃，就不必太强迫，但仍建议尝试。要记住补充蛋白质很重要，鱼、肉和豆腐都有相近的营养，所以可以用豆类取代动物性蛋白质。况且，宝宝这段时间不爱吃肉，并不表示以后都不喜欢，爸妈不必过于紧张。

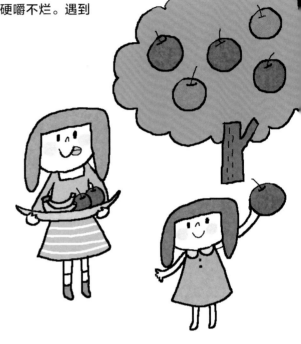

Q 宝宝喜欢喝糖水怎么办？

对大多数的宝宝来说，平淡无味的白开水，怎么能跟香甜可口的果汁、汽水、奶茶等饮料相提并论？不过这些市售含糖饮料，热量高、营养少，还添加许多伤害健康的香料、色素或防腐剂等，对宝宝来说实在不营养且有碍健康。

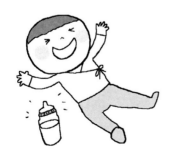

想要培养孩子不喝含糖饮料的好习惯，就要让他从小习惯喝白开水，最好的方式是不提供、不鼓励喝含糖饮料，也要让孩子知道喝水的好处，同时自己以身作则，贯彻到底。或者也可以在家里自制健康的含糖饮品，例如现榨新鲜果汁、爱玉、仙草、麦茶、西米露等，糖分则可自己控制。

Q 宝宝可以喝奶茶吗?

奶茶里含有大量的糖分和脂肪,容易让人喝过量。以1杯500毫升的奶茶而言,其热量约为300千卡,差不多是1碗饭的热量。若每天1杯,可以想见囤积在体内的热量一定过剩。

此外,市面上除了少数以牛奶为基底的奶茶外,几乎都是以奶精为主要的调味剂,而奶精的"反式脂肪酸"成分高,更是不利于人体,影响宝宝健康,更遑论茶类的咖啡因及奶茶中的糖分,对孩子的健康也有十分不良的影响。

Q 宝宝为什么不爱吃蔬菜?

很多蔬菜因为有"草"味,且膳食纤维含量高,不容易咀嚼,因此许多宝宝都不爱吃。但不论如何,都不要使用强迫的方式,逼宝宝吃下某种他不喜欢的食物,否则容易造成更大的反弹,降低他对食物的兴趣。

宝宝对食物的偏好通常不会持续很久,有时只要一段时间之后变换菜色,他就会忘了以前曾经不爱吃的某样食物;而他吃了某样以前不爱吃的食物时,也别忘了给予鼓励喔!

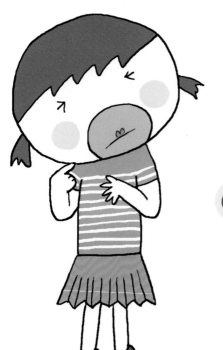

Q 有刺激宝宝喜欢吃蔬菜的好方法吗?

从喂食一些比较容易入口、口味清淡且膳食纤维含量较低的蔬菜开始,如白萝卜、大黄瓜等,或者将烹煮的方式做些修正,做成美味的蔬菜汤、蔬菜饼等,增加食材的变化度。

此外,还可利用孩子的想象力,将蔬菜拟人化,让他知道如果不吃蔬菜,"蔬菜会很伤心"等情境,只要父母用心配合演出,通常宝宝都会愿意做些尝试。

Q 1～3岁的宝宝每天要吃多少水果？

根据董氏基金会建议，**1～4岁的宝宝，每天要摄取约2份水果**（1份水果大约是1个橙子、1个小苹果、1/2根香蕉、13粒葡萄），**大于4岁者应食用4份水果**。在饮食金字塔中，水果的摄取量可来自新鲜果汁（但非果汁饮料）。

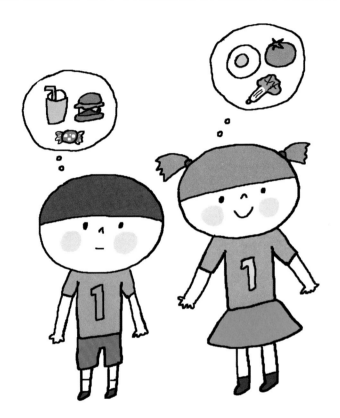

Q 可以用蔬果汁代替新鲜蔬果吗？

新鲜蔬果汁内的糖分、脂肪、微量元素等营养成分，都跟新鲜的水果、蔬菜相近，不过，**水果在鲜榨的过程中，损失了很多有益人体的膳食纤维**。要增加果汁中膳食纤维的摄取，最好的方法是，喝果汁时把榨汁后剩余的残渣一起吃掉，这样就可以增加膳食纤维的摄取了！膳食纤维的好处是可以帮助肠道蠕动，有益消化及排便顺畅。

Q 吃水果有禁忌吗？

水果被认为含有丰富的营养，不过食用时也要适量，年纪越小的宝宝，影响也就越大。此外，对宝宝来说，每天食用的种类也不要太过复杂。

正常来说，**宝宝可以吃任何一种水果，但是如果身体不适或有特殊体质的人，还是应该谨慎选择**。例如，有气喘、咳嗽等过敏体质的人，最好少吃瓜果类，如西瓜、木瓜、香瓜等水果；而皮肤不好的人，则要少吃芒果、木瓜、草莓等水果；或者有腹泻情况时，也要减少吃水果，否则腹泻症状不容易减缓。

Q 水果可以完全取代蔬菜吗？

很多父母误以为小孩不爱吃蔬菜，可以用水果来代替，其实不然，水果并不能完全取代蔬菜，因为水果的矿物质成分不够高，且糖分过多，如果用水果代替蔬菜，会让一天的总热量增加许多。

虽然水果和蔬菜都是植物，但营养成分仍有不同，因此不能相互取代。如果单吃水果不吃蔬菜，有可能缺乏叶酸等营养素；况且水果的热量较高，吃过量容易导致肥胖。

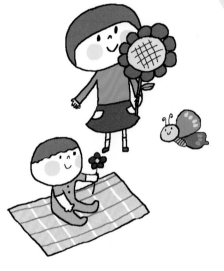

Q 冰冷的食物有分量限制吗？

如果冰冷食物吃得过多，健康容易出现问题！例如冰淇凌含有丰富的糖类，糖类则需要大量的B族维生素来帮助消化，当B族维生素摄取不足时，就会影响消化功能。

因此，**即使是一般人，也要控制冰品的摄取量才好。至于到底多少才是适量？则需视每个人的体质而定，无确切的数据。不过仔细想想，几乎所有冰品都含有过高的糖分、人工色素等，对食欲又有影响。因此，还是应该好好管控才行。**

Q 宝宝可以吃冰品吗？

在炎炎夏日，清凉的冰品确实让人难以抗拒。不过，冰品是否会影响宝宝的健康是父母需要特别考虑的。尤其是冰品制作过程是否卫生，会直接影响宝宝的身体健康。例如有些市售冰块用未煮沸的水（如自来水或矿泉水）来制作，杀菌不完全，可能内含许多细菌。

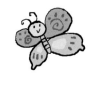

此外，**营养师都建议，不要让1岁以下的宝宝食用冰品，理由是这个阶段的孩子，对冷热温度的调节能力不够**，因此不鼓励食用过冷或过热的食物。

另外，体质特殊，如有气喘、呼吸道过敏或者身体虚弱的宝宝，也建议避免食用。再则，若是宝宝在玩得太激烈后，也不要立刻给予冰品，因为在激烈运动后，血液集中在四肢、肌肉或皮下，以帮助散热，肠胃的血液则较少，若冰的食物猛然下肚，会让肠胃不适。

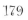

Q 可以骗宝宝吃东西吗？

应尽量避免用骗的方式让宝宝把不喜欢的食物吃完，因为这样可能同时向宝宝传达了一个负面的信息。例如有些父母会跟小孩说："你把这些蔬菜吃完，我就给你吃糖果。"虽然可能很快就达到把蔬菜吃完的目的，但日后会让宝宝出现"原来妈妈也跟我一样，觉得糖果比蔬菜好吃"的错误认知。这样一来，以后如果没有其他的诱饵，宝宝可能就不会再主动吃蔬菜了。**正确的做法，应该是改变食物烹调方法、变化食物种类，来增进宝宝的食欲，让宝宝尝试去吃。**

Q 宝宝也有厌食症吗？

有些宝宝在生病期间，可能因为肠胃不适或消化功能不好，而引起暂时性的厌食。这种症状和成人由精神疾病引发的厌食，完全不同。**小儿厌食症指的是，宝宝持续2个月以上胃口不好，不想吃东西，如果强迫吃就会呕吐的情形，通常最容易发生在宝宝1岁以上。**

有研究指出，出现小儿厌食症，除了小孩生病之外，在非疾病的因素中，可能也和情绪起伏有关系，例如莫名的压力等。当然，如果正餐之外，给了太多的零食点心，或是吃了一些不适当的补品等，都有可能让宝宝不爱吃正餐。

总之，若宝宝长期食欲不佳，一定要先就医，检查是否有病痛，若一切正常，则从调节饮食习惯、改善用餐气氛开始，相信能有所改善。

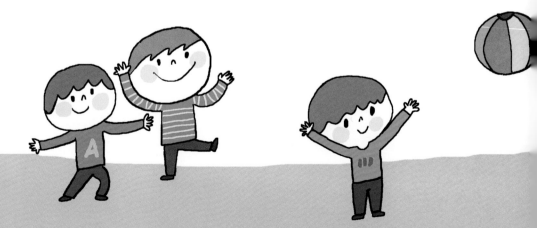

Q 酸奶对宝宝的好处？

　　酸奶不仅可口，还蕴含优质蛋白质和丰富的钙质。**能将益生菌带到肠道中，特别适合不易消化牛奶的孩子**。这是因为乳糖在发酵过程中，已经被部分分解，因此有乳糖不耐症的孩子，也能食用。

　　酸奶跟牛奶一样，富含钙、维生素B_2和蛋白质，同时还包括维生素A、维生素B_1、维生素C、烟酸及铁等营养素，确实颇适合大孩子食用。

Q 油炸食物怎么吃才健康？

　　油炸食物常含有过多油脂，只能适量摄取。**1～2岁的宝宝，若每天吃一次油炸食物就会超过一日油脂需求量**。由于油炸食物气味很香，家长常以此种食物当作奖励品，这种做法应避免，以免造成宝宝对油炸食物（例如速食）的期待，容易变胖。如果想要变换菜色，自己在家做油炸东西给宝宝吃，不妨选择蔬菜类食材，例如香菇、冬菇、豆腐、菱角、蘑菇等。

Q 用菜汁、勾芡汁拌饭很营养？

　　有些忙碌的父母，没有太多时间帮宝宝准备饭菜，有时会用菜肴内的汤汁或勾芡汁，拌饭给宝宝吃，以增加味道，而且吃得也快，其实这种做法并不妥当。**因为菜里的汤汁常过咸且太油腻，容易摄取过多盐分、油及电解质，而增加宝宝肾脏的负担。**

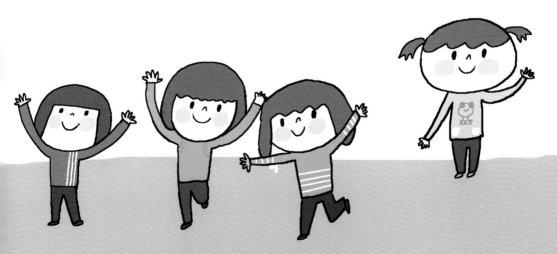

Q 宝宝1岁后，就可以随意吃大人的食物了吗？

1岁以后的宝宝，已进入幼儿期，除了牙齿逐渐长出之外，也有了基本的咀嚼能力，只要大人的食物能多注意烹煮的方式，例如不加太多的调味料、避免过多的油炸食物等，注意食物不要过硬或不易咀嚼，**多数的食物都可以让孩子尝试。**

由于幼儿期是在成长阶段中，须多摄取六大营养素的阶段，这时期的饮食习惯，也跟日后成年后的饮食习惯息息相关，因此一定要特别注意各种营养的摄取，才能奠定一生的健康基础。

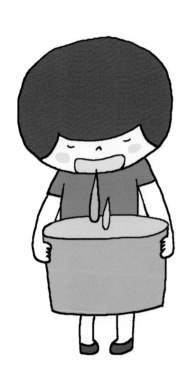

Q 宝宝噎到时怎么办？

遇到宝宝噎到时的急救法为"哈姆立克法"，其方法为：站在宝宝的后方，用两手环抱着他，一手握拳虎口放在宝宝的胸口凹处和肚脐中间，另一只手交迭其上，用力向内、向上、快速的挤压。重复这个步骤，直到噎住的东西吐出来为止。

Q 1岁后的宝宝，要继续吃磨碎的食物吗？

如果错过练习吃副食品的黄金阶段，宝宝会较难以适应新的吞咽方式及各种食物形态。**宝宝满1岁后，固体食物应该占营养来源的50%，这是因为宝宝的进食技巧已经进步许多，**且牙齿也长出不少，可以逐渐利用咀嚼来吞咽食物。

因此过了1岁后，就应该让宝宝慢慢接触大人的饮食形态，而不要持续给予磨碎的食物。

Q 巧克力、可乐中也有咖啡因吗?

　　咖啡因是药物的成分之一,若长期使用超量则可能上瘾。有些人在突然停止摄取咖啡因后,可能就会出现类似停药的戒断症状,如头痛、腹部抽筋、兴奋易怒或情绪低落等。

　　但**可别以为咖啡因只有咖啡才有,事实上,可乐、巧克力、茶饮料等,都含有咖啡因。**举例来说,1罐360毫升的可乐和1小杯即溶咖啡,所含的咖啡因分量是差不多的,甚至有些可可亚(热巧克力)里,也含有不少的咖啡因。因此,应尽可能不让小孩喝咖啡,同时上述饮食也应适量。

Q 能吃就是福吗?

　　现代人营养普遍过剩,就连宝宝也不例外,可别以为宝宝能吃就是福,如果年纪还小就有惊人体态,易有血糖、血脂过高的情形,日后罹患糖尿病、高血压等慢性病的几率,也可能比一般人高。

　　根据台湾行政院卫生署的标准,身体质量指数(BMI)超过95%以上的肥胖儿,通常到了成年后,仍有一半的比例是胖子。所以,"小时候胖不是胖"绝对不是真的。有不少的父母认为,小孩养得白白胖胖就是健康,所以宁可让宝宝多吃,也不要少吃,有此观念的父母要注意了,如果让宝宝从小就把胃口养大,长大后确实不利于健康。

Q 宝宝习惯用左手拿餐具,应该矫正吗?

　　这个年龄的宝宝尚未完全固定惯用哪一只手,如果他用左手拿餐具(例如汤匙、叉子)也别惊慌,若想训练宝宝惯用右手,只要不经意地让他换用右手拿,或者拿食物时,也试着刻意交到宝宝的右手。

　　如果试了几次之后,宝宝还是习惯用左手,不爱用右手,不必勉强他一定要改过来。因为现在社会已经有许多针对左撇子专用的工具,不会像以前那么不方便了。

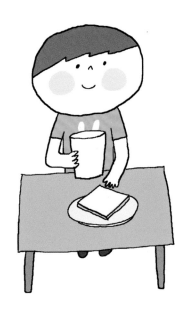

如何让宝宝戒吃垃圾食物？

Q 如何帮宝宝戒掉吃垃圾食物的习惯？

● 不要在家里囤积垃圾食物。

● 主动提供营养的小点心，且要放在孩子可以拿得到的地方。

● 避免在速食店前逗留。

● 利用少量多餐的方式进食，以免低血糖会让孩子对糖的需求增加。

● 提供自制点心，可控制含糖量，而不要提供汽水、奶茶类。

● 当电视出现速食等广告时，马上转台不看。

Q 宝宝在速食店会吃到什么？

　　四处林立的速食店一直是宝宝的最爱，到底在速食店中，会吃到什么？速食店中的餐点，大多由大量的糖、淀粉、脂肪、盐、添加剂和热量所组成，虽然其中也含有蛋白质、维生素和矿物质，但含量相对的少。总体来说，速食以糖分及脂肪居多，所以多吃实在是弊大于利。

　　无论何种食物，热量和营养一定要有适当的比例才算是好的食物内容，如果热量太多，营养太少，就称为垃圾食物，不适合小朋友吃。

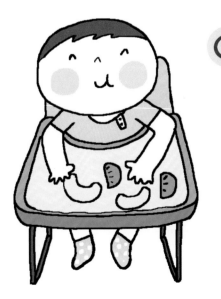

Q 垃圾食物对宝宝的影响？

　　有研究指出，**宝宝若出现过动现象，可能和经常吃垃圾食物有关。**由于所谓的垃圾食物，大多添加许多不当的人工色素和香料，有可能引起大脑中的化学反应，而有突然失控的行为。

　　食用含糖量高的食品，会让宝宝的血糖升高，但在1~2个小时后又遽然下降。这种剧烈变化，可能影响大脑中控制情绪的激素分泌，进而出现过度活跃或暴力的行为。

宝宝需要吃点心吗?

Q 三餐之外，还需要提供孩子点心吗?

宝宝活动量高，如果只吃三餐，很难满足所需的营养和热量。**"点心"主要是在弥补三餐的不足，应该把"点心"视为分量较少的正餐。**

Q 如果因为正餐吃得少，就可给点心吗?

宝宝1岁前，对饱食感较不敏锐，常常遇到喜欢的食物一次吃很多，使得下一餐的食量变少，这是常有的事。很多父母看到宝宝这餐吃得少，就给点心，希望能填饱他的肚子，其实这样做更容易造成正餐吃不下的恶性循环!

如果不想让孩子出现上述情况，**建议正餐前2小时，尽可能不给宝宝吃点心或牛奶，这样到了吃正餐时才会有食欲，同时可在饭后吃一些有助消化的水果，帮助肠胃蠕动。**

Q 吃健康点心的原则?

点心的热量和营养素，要在每天营养的总摄取量中体现，这是吃健康点心的总原则，在此基础上要做到:

●提供点心的时间，要尽量避免太靠近下一餐的时间，且分量也不宜过多。

●一份点心最好含有至少三大类的食物，让孩子充分接触不同种类的营养素。

●以清淡、少油、少盐、少糖为主。

●吃完点心后，记得要让刷牙或漱口。

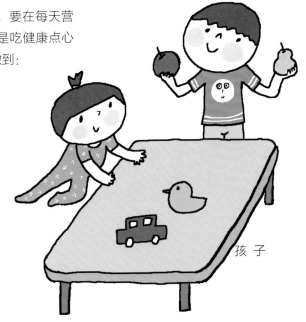

孩 子

Q 如何选择适合幼儿的点心?

既然是用于补足正餐的不足，选择点心的内容当然也要以营养为出发点，若能同时补足正餐没吃到的营养，那就更好了！建议依照每个孩子的不同情况，选择其平日较少摄取的食物。例如不爱吃肉的孩子，可选择蛋白质含量较多的餐点，来当作餐和餐间的点心，而不要只是没有热量的点心。至于食材，要以新鲜、没有加工的食品为主。

Q 零食跟点心一样吗?

一般常说的零食跟点心，其实有所分别。**所谓的"零食"，是指一些没有热量，只含有高脂、高盐、高糖，而缺乏营养素的食物**，大部分都只是解馋满足口欲罢了，不适合每天食用。

零食不能补充正餐之外的营养素，多吃容易影响正餐的食欲，同时还会养成孩子重口味的习惯，甚至可能导致肥胖、营养不均衡或蛀牙等问题。

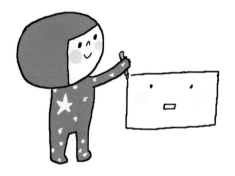

Q 有没有健康的点心?

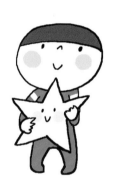

自制点心可以很健康、营养，例如爆米花，爆米花能增加饮食中的膳食纤维摄取量，只要放少一点油和盐即可。此外，**新鲜水果富含维生素和矿物质，可以切片淋上酸奶**，搅拌一下，就是很健康的小点心。

此外，**坚果类如葡萄干和南瓜子等杂粮综合坚果，也是不错的选择**，但对小于2岁的宝宝，则要特别注意是否会造成吞咽上的危险。所以针对小于2岁的宝宝，建议先压碎核果才食用。此外，也可用苏打饼干加上起司（翻译名，又称为乳酪、干酪），或抹些花生酱等，孩子也会喜欢。

如何让宝宝喜欢吃饭?

Q 让宝宝产生吃饭兴趣的好方法?

宝宝喜欢参与大人的工作,利用这点来增加他对食物的兴趣,是不错的方法!父母可以让宝宝帮忙挑选菜色,在烹煮食材时,也让他在旁边挑菜,或者给宝宝最不爱的食物(例如胡萝卜),**借着认识、接触这些平日不爱的食材,让他对食物不再讨厌或畏惧,慢慢的,也许就能逐渐增加宝宝对食物的兴趣了。**

Q 如何把吃饭变得很有趣?

● 改变烹饪方式,把不喜欢吃的食材,重新包装,例如做成饺子、煎饼等。

● 让宝宝选择自己的餐具,或者把菜色变成可爱的模样,例如宝宝喜欢的动物形状等,增加宝宝对吃饭的兴趣。

● 偶尔在家里做一些外面摊贩卖的食物,如面线、小笼包等。

● 利用食材编故事,让宝宝对食材更亲切、好奇,同时让宝宝一起参与制作餐点,都是不错的方法。

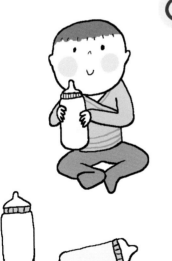

Q 如何培养宝宝尝试吃新食物的欲望?

很多宝宝都会排斥新食物,即使是其他人公认的超级美食,也无法提高宝宝的食欲。其实宝宝的饮食偏好跟成人不一样,不过只要使用的方法得当,仍然可以让宝宝愿意尝试新的食物。

首先,**新食物最好不要单独出现,可以让它跟宝宝喜欢的食物一起混着烹煮,减少排斥感;其次,新的菜色也要先上桌,让宝宝在饿的时候,先吃到新食物;**此外,食物光是可口还不够,最好能够加入摆盘和造型或吃法的创意等,都能逐渐吸引宝宝对新食物产生兴趣。

Q 用餐气氛可以营造吗?

- 父母要以身作则，建立好的榜样。例如用餐时不讨论工作、以和缓的态度教导宝宝餐具的使用方法及用餐礼仪，尽可能在和谐安静的气氛下用餐。

- 可以利用同侪或家族聚餐的机会，增加孩子对食物的喜好度，因为和其他的孩子一起愉快的用餐，能增加宝宝的食欲。

- 不要在饭桌上训话，如果孩子不听话，尽量避免当场斥责，或逼他吃东西；但也不可过于放任。

- 减少在外面用餐，让回家吃饭变成理所当然的事。

- 宝宝生病时，不要给予新的食物，以免日后有错误的联想。

Q 什么是好的饮食习惯?

宝宝的饮食习惯需要从小养成，父母可把下面准则当作家庭规范：

- 早餐很重要，绝对不要不吃或匆匆敷衍了事。

- 养成饭前洗手、饭后刷牙或漱口的好习惯。

- 要有良好的餐桌礼仪。

- 不要在宝宝面前批评菜肴。

- 广泛摄取各种食物，并解释这些食物的功能。

Q 如何教导正确的饮食习惯呢?

- 家里尽量不要摆放零食。

- 不要在饭前让宝宝吃零食。

- 全家人一起在餐桌前用餐。

- 固定吃饭时间，超过30分钟就将饭菜收拾干净。

- 不要让宝宝有期待其他食物的机会。

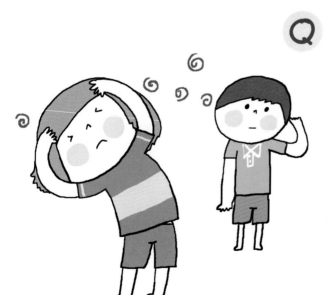

宝宝是偏食还是挑食?

Q 偏食就是挑食吗?

偏食是指宝宝的饮食内容偏重于某几种食物，以至于无法获取身体所需的完整营养素。至于挑食，有时只是排斥某些食物，但仍旧可以用同一类的食物来代替不足的营养素，对健康的危害不会太大。不过，不论偏食或挑食，都会养成宝宝不正确的饮食习惯，应尽可能改正。

Q 宝宝为何会偏食?

根据专家学者分析指出，宝宝出现偏食的原因，通常不外乎是婴儿时期断奶或添加副食品的时间不当、食物烹调不当、父母或照顾者本身就有偏食的行为、父母或照顾者任由宝宝偏食、强制宝宝摄取某些食物而造成抗拒心理、父母或照顾者没有营养观念，甚至有可能是宝宝用偏食来吸引父母的注意等。

Q 偏食怎么办?

●让宝宝从小接触各式各样的食物。

●经常增加各种食物出现的次数，让宝宝经常看到、听到和吃到不同的食物。

●鼓励宝宝尝试新的食物，或在喂食宝宝排斥的食物时，最好从少量开始，可以多试几次，等他熟悉后，再慢慢增加分量。

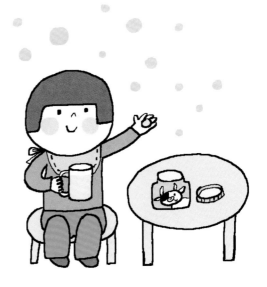

1岁宝宝常见疾病

Q 宝宝生病，吃中药好吗？

由于目前是科学时代，凡事皆须经过验证，才可以使用在人体上，尤其是药物。若**中药确实有应用在小儿的实例，且大规模研究证实对人体安全、有效才可使用。**否则在此之前，使用于宝宝需非常谨慎，须请中医师评估。

Q 发热的定义？

根据"台湾儿科医学会"及"台湾行政院卫生署国民健康局"对发热的定义，**为身体的中心体温≧38℃。**但若是介于37.5~38℃，虽看似可能正常，且宝宝有感冒或其他不舒服的现象时，则须慎密观察体温变化。

至于测量体温最准确的方式，**婴儿以肛温最接近身体的中心温度。**对于年纪稍长的幼儿，**耳温和肛温的相关性很高，可量耳温来取代肛温。**

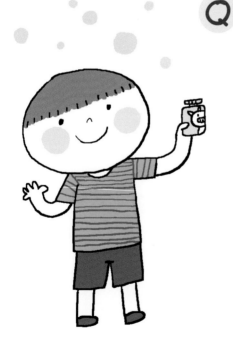

Q 宝宝发热时怎么吃？

当宝宝生病发热时，除了就医吃药外，也应该在饮食上多费心：

● 适时给予水分补充。

● 补充维生素。

● 增加食物热量，如果胃口不佳，可以将食物用高热量的方式烹煮，例如在面或粥里加个蛋等。

● 增加蛋白质，例如多补充鱼、肉、蛋、奶、豆浆等食品。

● 补充矿物质，因为发热会让身体损耗掉一些矿物质，可以给予一些蔬菜汤、果汁或牛奶等来补充。

Q 1岁宝宝的食物烹饪方法?

1岁以后,已经可以逐渐脱离副食品阶段,进入和成人相同的主食阶段。须留意饮食的均衡营养,包括摄取五谷根茎类、鱼肉蛋豆奶类、油脂类和蔬菜水果类。

● 采取少油、少盐的烹煮方法。

● 食物煮烂一点,不要太干或太硬。

● 食物仍以不需要长时间咀嚼就能吞咽的状态为佳。

● 应切小段,尤其是高纤维食物要切碎一点。

Q 便秘的定义?

便秘通常是指大便过硬不容易排出,少于平日的解便频率。宝宝经常在排便后肚子仍胀胀的,感觉没有排干净;有些宝宝则是2、3天才解1次便,但排便很顺利,就不算是便秘。

如果孩子超过2天没有排便,不用过度紧张,除非超过4天都没有排便,且大便过硬不易排出,或排便带血丝,就需要特别留意是否有便秘。

Q 便秘宝宝怎么吃?

● 增加高膳食纤维的食物,因为膳食纤维能促进肠胃道益菌的生长,同时还能吸收肠内水分,使粪便体积增加,刺激蠕动。例如多吃蔬菜、香蕉、木瓜等。

● 让宝宝吃饭细嚼慢咽,对正常的消化及吸收功能有帮助。

● 不吃无营养价值的"垃圾点心",如饼干、糖果等,不但食物中的纤维少,而且影响了正餐食欲,吃得少就相对容易便秘。

● 少喝碳酸饮料,碳酸饮料会增加排尿次数,吸收体内水分,不利于排便。

● 多喝水及进行适当的活动。

● 确认宝宝进食量与进食内容,即吃太少与吃不对,以查找便秘原因。

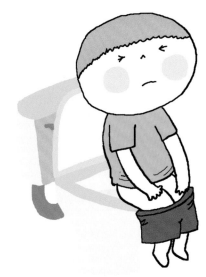

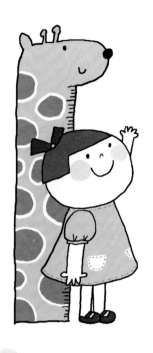

Q 腹泻的定义？

腹泻是指婴儿每天每千克体重的粪便超过10克，儿童或成人每日粪便量大于200克。不过，通常很少用秤来秤排便的重量是否超过此标准。

因此临床上评估的方法是，**如果宝宝的解便频率比平日增加，且粪便的形状变得稀水，同时有水分及电解质排出的现象，就可以说是腹泻。**腹泻又可分成急性腹泻和慢性腹泻，若腹泻时间超过2周以上，则称为慢性腹泻。

Q 腹泻宝宝的饮食重点？

宝宝的成长速度逐渐增加，需要足够的营养。1岁以上的宝宝能接受各种食物，但肠胃吸收功能有时不如成人，有时偶然消化不良也会容易腹泻。

此外，夏天气温高，细菌也容易繁殖，若吃了不干净的食物，或卫生习惯差，也容易增加细菌感染的机会。这时的**饮食重点只要掌握清淡、少油腻、少调味料、少糖即可，**等到腹泻舒缓后，再慢慢调回原来的饮食状况。

Q 喉咙发炎的定义？

宝宝受病菌感染后，若此病菌由飞沫或空气传染，常造成喉咙发炎，并**会引起发热、食欲不好、声音沙哑的症状。**喉咙发炎的原因很多，最常见为病毒或细菌传染。此外，吃入不洁食物、物品，或外伤（如鱼刺刺伤）等，都会引起喉咙发炎。

Q 喉咙发炎怎么办？

喉咙发炎或扁桃体发炎，最常见的传染途径是经由呼吸道的分泌物所传播，而这些病菌容易附着在宝宝身上、玩具、桌椅表面或食物中，可能借由孩子把手或玩具放进嘴里的坏习惯，而感染疾病。

因此，预防的最好策略就是"勤洗手"，尽量不要让宝宝挖鼻孔、揉眼睛、吸手指等。不幸感染时，也应该多喝温水或凉开水，不要喂食过于刺激或太热的食物，并且视情况就医接受治疗。

Q 食物过敏的症状?

如果吃了食物不久后，出现类似荨麻疹的症状，如皮肤痒、出现疹块、水肿且呼吸不顺畅时，就表示可能对刚刚吃的食物有过敏的现象。**所谓的食物过敏，是指身体把食物当成抗原，进而产生一系列过度的免疫反应。**食物过敏的症状，通常会出现在消化道（胃灼热、呕吐、腹泻等）、皮肤（发疹、红斑、瘙痒等）或呼吸道（气喘、胸闷、鼻炎等）。

Q 如何预防宝宝食物过敏?

●父母或双方家族中的成员若已确认对某一食物过敏，母亲在怀孕和哺乳期应避开此过敏的食物，但对于其他常见过敏原的食物，并不需要在怀孕期和哺乳期间刻意避开。副食品添加时，此家族过敏食物可以延后至1岁再喂食。

●至少哺乳6个月以上。

●没有充分的证据显示延迟食用常见的过敏原食物，可以预防食物过敏。建议副食品至少要从4个月后开始，不可晚于10个月，因此阶段是人体对食物过敏的耐受性的开始，多尝试不同食物有益宝宝的免疫。

Q 过敏宝宝怎么吃?

●每尝试一种新的食物需单独加入，并观察2~4天是否有过敏变化。

●学习阅读食品标识，看看有没有会引起过敏的成分。例如有些对鸡蛋过敏的人，对于食物中是否含鸡蛋要特别注意。若吃了如饼干、冰淇凌等食物后，须观察一日，看是否出现皮疹。

●不新鲜的海鲜食品也要尽量少吃。

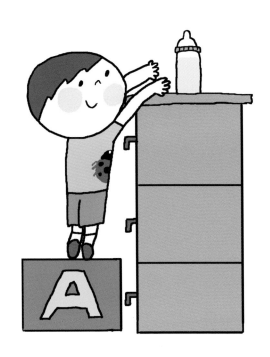

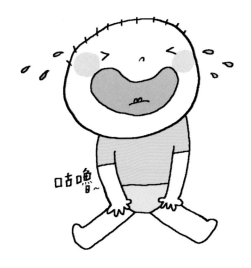

咕噜~

 什么是"半流质食物"？

半流质食物的特点为比较软、容易咀嚼、吞咽和消化的食物，例如粥品就是其一。这类食物的水分多，无法满足1天所需的热量，应该采取1日多餐的方式喂食。

半流质食物的主食可以选择粥、面条、蛋糕、小馄饨、饼干等，副食则可选择肉末、鱼泥、虾泥等。蛋类则可做成炖蛋、蛋花汤、炒蛋等；水果可选香蕉、苹果泥及各种果汁；蔬菜类则应剁碎；豆类可食用豆花、豆腐等。

Q 宝宝会过敏的食物一生都不能吃？

很多宝宝随着年纪增加，过敏的反应会变好，因此会过敏的食物，在满1岁后，每半年可以再尝试食用，观察是否有变化，若是3岁以后仍对此食物过敏，原则上一辈子都会对此食物过敏，就需终生避开。例如诊断对于麸质过敏者，终身需避开含麸质的食物。

Q 宝宝贫血的定义？

幼儿最常见的贫血为"缺铁性贫血"和"海洋性贫血"。"缺铁性贫血"是因为体内的铁质减少，导致血红素制造不足所引起的疾病。由于铁质是体内构成血红素、肌红素最重要的成分，因此当铁质摄取不足时，或者有肠胃铁质吸收障碍的宝宝，就可能出现缺铁性贫血。

"海洋性贫血"则是一种基因异常导致的疾病，由于人类的血红素是由4条蛋白质链所组成，而有"海洋性贫血"的人，因为基因突变造成某些蛋白质链的合成不足，因此导致造血失效而出现贫血现象。

Q 缺铁性贫血怎么补充铁质？

● 每天吃富含铁的食物，如动物肝脏、红肉（如牛、猪、羊肉）及蛋类。

● 多吃深绿色蔬菜，如菠菜、芹菜、油菜。

● 补充富含维生素C的蔬果，以加强铁质的吸收。

Q 宝宝呕吐的原因?

宝宝出现呕吐最常见的原因,是由病毒性胃炎、肠胃炎,或者胃食道逆流、盲肠炎、喂食过量、食物中毒或药物等所引起。也可能是因为感冒咽喉炎所引起的呕吐,或因为剧烈咳嗽而引起。

当宝宝出现呕吐现象时,应尽量让他坐着或侧躺,并清除口内异物。另外可用温水漱口,去除呕吐的味道。呕吐也可能是一些严重的病症(例如脑膜炎、脑炎)所引起的,因此须同时观察宝宝是否有出现发热、畏寒、腹泻、头痛或抽筋、意识不清等现象,若有则须赶紧就医。

Q 宝宝呕吐时的饮食原则?

当宝宝呕吐时,记得要把他扶坐起身,或者把头侧向一边,同时喂食温开水,去除口内异味。若宝宝不想进食时,也不要强迫进食,否则容易导致再次呕吐。等到宝宝胃口转好,想吃时再给予少量饮食。给予的食物要清淡,且先从流质食物开始喂起,避免油腻、酸、辣的食物,以免刺激肠道,增加负担,同时也要多喝水,以免发生脱水现象。

 什么是流质食物?

所谓流质食物是指容易消化、吸收,没有渣渣、没有刺激性的食物。

流质食物适用于高烧、衰弱、肠胃炎、口腔有疾病不能咀嚼的宝宝。而为了减轻肠胃道的负担,每餐的流质量不能过多,应少量多餐,1天可以喂食6~8次左右。由于流质食物的营养素无法满足一天的热量需求,因此如果病情好转,就要逐渐转成半流质食物。

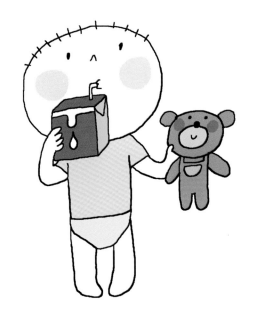

1～3岁宝宝和大人共食

1小匙＝5毫升　1大匙＝15毫升　1杯＝240毫升

Q 自己做的炒饭才适合宝宝吃?

外面卖的炒饭，油脂过量，不适合给宝宝吃，而自己做炒饭，可方便控制油量，且能加入青椒、芹菜、胡萝卜等蔬菜一起拌炒，但建议蔬菜要切得更小一点，以免被宝宝发现挑起来不吃。

Q 宝宝可以吃五花肉?

成年人因为担心摄取过多油脂，而不敢吃五花肉，1～3岁的宝宝很需要能量来源，五花肉的热量较瘦肉高，而且宝宝的牙齿正在发育，五花肉比里脊肉更适合给宝宝吃。但仍要注意摄取频率不要太高，否则会养成喜欢高脂饮食的习惯。另外，不鼓励宝宝常食用油炸食物。

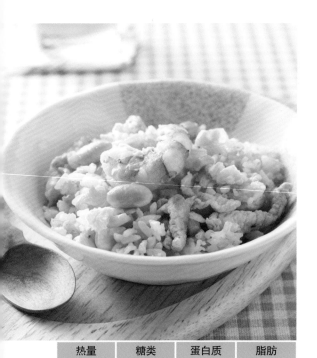

什锦炒饭

材料

米饭1碗，糙米饭1/4碗，肉丝、虾仁、毛豆、玉米粒各10克，葱1根，蛋1个，淀粉少许。

调味料

油1小匙，盐、酱油少许。

做法

❶ 葱切葱花；虾仁以少许盐及淀粉抓一下；蛋打散成蛋液。

❷ 热一油锅，倒蛋液，炒至略熟，放入肉丝和虾仁，拌炒至8分熟，转小火。

❸ 放入米饭和糙米饭，炒松。

❹ 加入毛豆和玉米粒，炒熟；加入盐和酱油，炒匀；起锅前再撒上葱花即可。

热量	糖类	蛋白质	脂肪
211千卡	30.25克	7.65克	6.6克

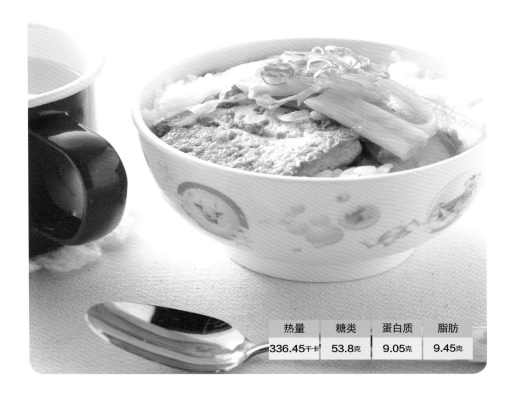

热量	糖类	蛋白质	脂肪
336.45千卡	53.8克	9.05克	9.45克

寿喜烧盖饭

2人份

材料

五花肉2片，圆白菜30克，葱花少许，葱1根，老豆腐1/3块，鸡蛋1个，米饭1碗，洋葱1/6个，柴鱼高汤适量。

调味料

日式酱油、味淋、糖适量。

做法

❶ 洋葱、圆白菜洗净，均切丝；老豆腐切片；蛋打散成蛋液；葱切段。

❷ 热一油锅，放入老豆腐，煎至两面全熟，起锅。

❸ 另起一油锅，放入洋葱、圆白菜，炒软；加入柴鱼高汤、调味料，煮滚；放入五花肉片、老豆腐、葱段，煮至入味；最后倒入蛋液，煮熟。

❹ 起锅后盛在米饭上，撒上葱花即可。

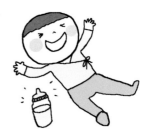

Q 鲜艳的颜色可以引起宝宝的食欲？

宝宝喜欢颜色鲜艳的东西，具有鲜艳色彩的食材，如西红柿、红椒较易引起宝宝好奇，进而尝试去吃。

西班牙海鲜烩饭 2人份

材料

大米100克，虾2只，鱿鱼、鸡腿肉、四季豆各20克，蛤蜊2个，西红柿1/2个，青豆仁5克，洋葱、柠檬各1/4个，红椒1/6个，鸡高汤适量，蒜末少许，橄榄油1小匙。

调味料

盐适量。

做法

❶ 鱿鱼切圈状；鸡腿肉切小块；西红柿、四季豆均切丁；洋葱、红椒均切丝；柠檬挤出汁。

❷ 虾、鱿鱼、蛤蜊用开水汆烫；四季豆、青豆仁以加盐的开水汆烫。

❸ 热一油锅，加入橄榄油，炒香红椒、洋葱，捞起。

❹ 锅中放入蒜末，炒香；加入西红柿和白米，煮至西红柿出汁，转小火炖煮5分钟。

❺ 加入鸡腿肉，炒至半熟，放入鸡高汤、虾、鱿鱼、蛤蜊，盖上锅盖，焖煮至快熟时，加入四季豆、青豆仁、红椒、洋葱，煮熟；起锅前以盐调味。

❻ 食用前，淋上柠檬汁即可。

热量	糖类	蛋白质	脂肪
252.2千卡	46.5克	9.35克	3.2克

TIPS 这是一道营养均衡的菜肴，有五大类食物的营养，并且有各种颜色的蔬菜，非常适合宝宝食用。

Q 亲子丼的蛋要全熟?

真正的亲子丼（日本料理），会加生蛋，对于未满7岁的宝宝来说，不建议食用，以免造成肠胃炎，因此，这道菜肴适合在家做。

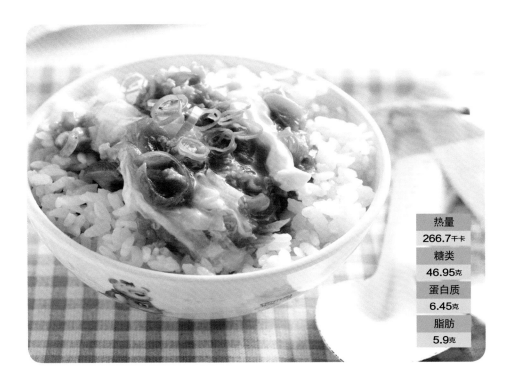

热量
266.7千卡
糖类
46.95克
蛋白质
6.45克
脂肪
5.9克

亲子丼

2 人份

材料
鸡胸肉20克，蛋1个，葱花少许，洋葱1/6个，米饭1.5碗，玉米油1小匙。

调味料
日式酱油、味淋、砂糖、盐、鸡高汤适量。

做法
❶ 鸡胸肉切小块；蛋打散成蛋液；洋葱切丝；调味料混合调匀成酱汁。

❷ 锅中加入玉米油，炒香洋葱；放入鸡胸肉块，炒至五分熟；加入酱汁，煮至入味。

❸ 将蛋液以顺时钟方向倒入锅中，盖上锅盖，熄火，焖至蛋全熟，淋在米饭上，撒上葱花即可。

西红柿酱是否适合宝宝食用?

西红柿酱是宝宝喜欢的调味料之一，但所含的钠离子较高，在加西红柿酱调味时，不建议再放盐，以免过咸。另外，烹调时也可搭配新鲜西红柿，减少西红柿酱的使用量。

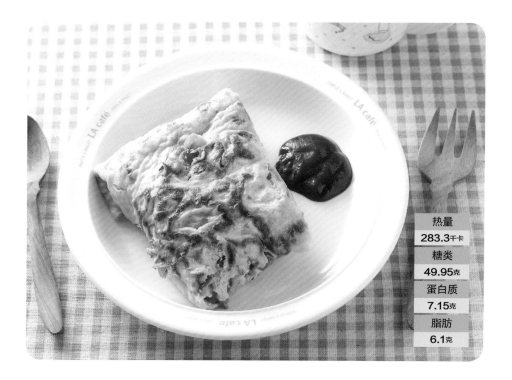

热量
283.3千卡
糖类
49.95克
蛋白质
7.15克
脂肪
6.1克

西红柿金枪鱼蛋包饭

材料

罐头金枪鱼20克，西红柿1/2个，西红柿酱1小匙，蛋1个，色拉油1小匙，米饭1.5碗。

做法

❶西红柿切小丁；将金枪鱼和西红柿丁拌匀。

❷蛋打散成蛋液，热一油锅，倒入蛋液，煎成蛋皮，起锅。

❸另热一油锅，加入米饭，炒松；放入做法1食材、西红柿酱，炒至均匀，用蛋皮包覆即可。

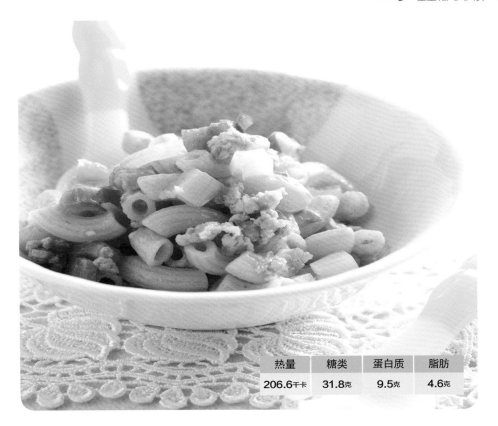

热量	糖类	蛋白质	脂肪
206.6千卡	31.8克	9.5克	4.6克

茄汁通心面

2人份

材料

西红柿1/2颗，洋葱1/6个，通心面80克，猪肉馅20克，起司粉2小匙，橄榄油1小匙，香芹碎少许。

调味料

盐、白胡椒粉少许。

做法

❶ 西红柿、洋葱均切小丁。

❷ 取一汤锅，加水、少许盐及油，水开后放入通心面约煮7分钟，捞起，过冷水。

❸ 热一油锅，倒入橄榄油，炒香洋葱；放入猪肉馅，炒熟；放入西红柿，焖煮至开。

❹ 倒入通心面煮熟，以盐、白胡椒粉调味，起锅。

❺ 食用前，撒上起司粉和香芹碎即可。

Q 夏天到了，宝宝没有食欲怎么办？

在炎炎夏日中，冰冰凉凉的食物比较能引人食欲，鸡丝凉面是一道均衡又能提供健康油脂的菜肴，很适合夏日食用。

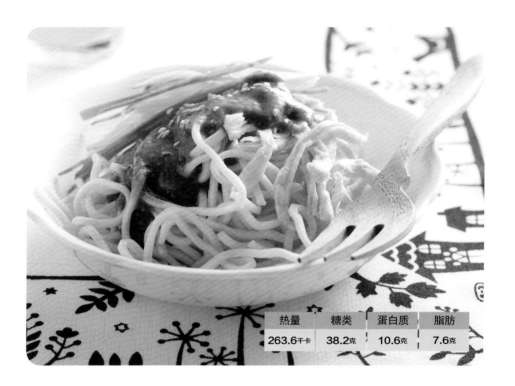

热量	糖类	蛋白质	脂肪
263.6千卡	38.2克	10.6克	7.6克

鸡丝凉面

2人份

材料

鸡胸肉30克，油面180克，胡萝卜1/5根，小黄瓜1/3根。

调味料

芝麻酱1.5大匙，不甜的花生粉、白醋、酱油、香油各1小匙，开水少许。

做法

❶ 鸡胸肉用开水煮熟，剥成细丝，放凉。

❷ 胡萝卜、小黄瓜均切丝；调味料调匀成酱汁。

❸ 煮一锅开水，放入油面，煮熟，捞起后用冷开水冲，再用冰块冰镇后捞起沥干装盘。

❹ 在面条上放小黄瓜、胡萝卜、鸡肉丝，淋上酱汁即可。

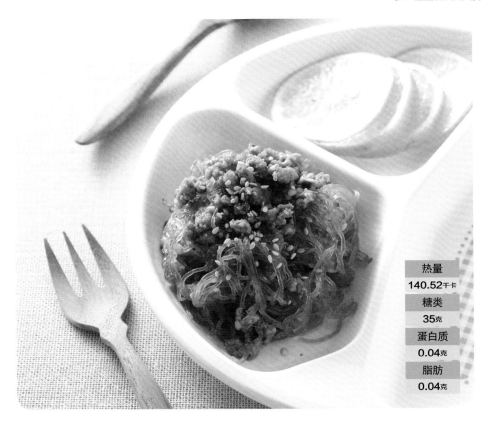

热量
140.52千卡
糖类
35克
蛋白质
0.04克
脂肪
0.04克

蚂蚁上树

2人份

材料

粉条2把，猪肉馅15克，姜末、蒜末、白芝麻少许，麻油1小匙，开水1杯。

调味料

豆瓣酱、酱油各1/4小匙，糖少许。

做法

❶ 粉条用温水浸泡至软，沥干，剪成小段。

❷ 热一油锅，放入猪肉馅，用大火快炒至散，加入姜末、蒜末、豆瓣酱，拌炒至匀，加入1杯开水、酱油、糖，用大火拌煮至汤汁烧开，放入粉条，转小火续煮。

❸ 待汤汁完全收干，粉条呈透明状时，关火，起锅，洒上麻油、白芝麻即可。

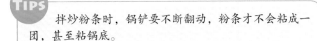

TIPS

拌炒粉条时，锅铲要不断翻动，粉条才不会粘成一团，甚至粘锅底。

蛋饼加了豆渣更营养?

　　豆渣是黄豆磨浆后剩下的渣,含有丰富的膳食纤维,加入蛋饼中可补充一般蛋饼所缺乏的纤维质。豆渣可向卖现磨豆浆的商家索取或购买,若1次用不完,可分装冷冻,烹调前再解冻。

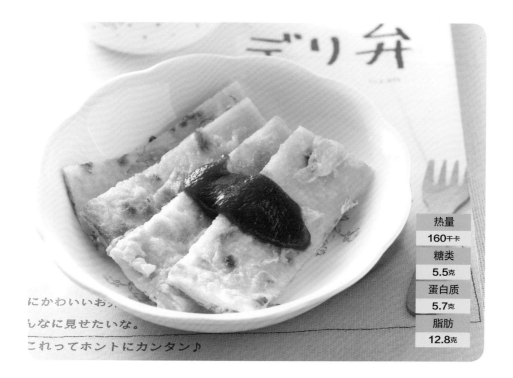

热量
160千卡
糖类
5.5克
蛋白质
5.7克
脂肪
12.8克

豆渣蛋饼

材料

蛋1个,开水少许,中筋面粉4大匙,淀粉1/2大匙(过筛),葱花适量,豆渣1/2大匙,色拉油1小匙。

调味料

盐少许。

做法

❶ 中筋面粉、过筛淀粉和豆渣加开水调匀成糊。

❷ 热一油锅,抹上少许色拉油,倒入面糊,再以中小火煎成圆形饼皮。

❸ 蛋打散成蛋液,加入盐、葱花,搅拌均匀。

❹ 另热一油锅,抹上少许色拉油,倒入蛋液,趁表面尚未完全凝固前铺在饼皮上,煎熟即可。

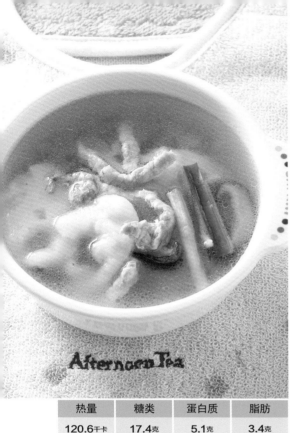

面疙瘩

2人份

材料

中筋面粉6大匙，淀粉1/2大匙，猪肉丝20克，干香菇2朵，韭菜、芹菜各1小段，高汤2杯，水适量。

调味料

酱油、盐适量，香油1小匙。

做法

❶ 中筋面粉、淀粉和水拌匀，揉成面团，用棍子擀平，分成小片状。

❷ 猪肉丝用酱油腌10分钟。

❸ 香菇泡水至软，切丝。

❹ 热一油锅，爆香香菇，放入猪肉丝炒香；倒入高汤，煮开。

❺ 将面疙瘩放入锅中煮熟；再加入韭菜、芹菜、盐、香油，煮熟即可。

热量	糖类	蛋白质	脂肪
120.6千卡	17.4克	5.1克	3.4克

烤披萨

2人份

材料

厚片吐司、红椒、青椒、洋葱各1片，焗烤用起司、金枪鱼各1大匙。

做法

❶ 红椒、青椒、洋葱均切丝。

❷ 将金枪鱼铺在吐司上，放上红椒丝、青椒丝、洋葱丝，撒上起司，放入烤箱以200℃烤10~15分钟即可。

 TIPS
1.这道菜肴富含维生素A、维生素C、钙质。2.建议选用低盐的起司，减少盐的使用量。

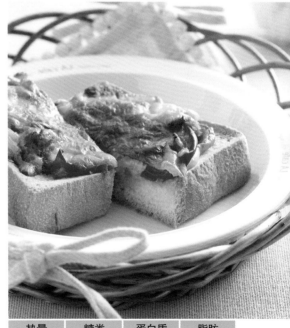

热量	糖类	蛋白质	脂肪
120.6千卡	17.4克	5.1克	3.4克

水饺

材料

水饺皮12张，圆白菜250克，猪肉馅70克（瘦肉2/3，肥肉1/3）。

调味料

姜末、葱末、盐、酱油、香油少许。

做法

❶ 圆白菜剁碎，加盐略腌，压出水分，再加入猪肉馅、调味料，拌匀，分成12等分，包入饺子皮内。

❷ 食用时用开水煮熟即可。

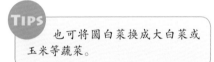
TIPS 也可将圆白菜换成大白菜或玉米等蔬菜。

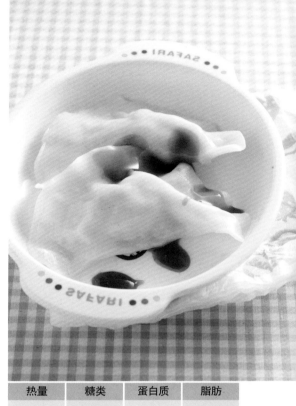

热量	糖类	蛋白质	脂肪
153.5千卡	20.5克	14.5克	1.5克

虾肉馄饨汤

材料

馄饨皮14张，虾2只，猪肉馅70克，上海青2株，豆芽菜、韭菜少许。

调味料

酱油、香油、姜末少许。

做法

❶ 虾去壳，挑出肠泥，剁碎成虾泥；上海青一半切段，一半切末。

❷ 将猪肉馅、虾泥、上海青末、调味料拌匀，分成14等分，包入馄饨皮中。

❸ 食用时，用大骨汤烧开后加入馄饨煮熟，再放入豆芽菜、韭菜即可。

热量	糖类	蛋白质	脂肪
121.9千卡	16.1克	11.9克	1.1克

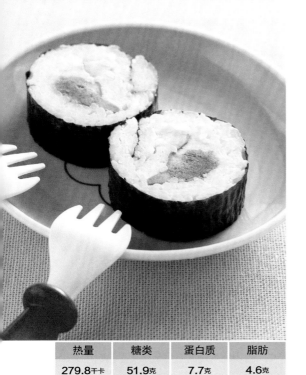

热量	糖类	蛋白质	脂肪
279.8千卡	51.9克	7.7克	4.6克

寿司

材料

大米1/2杯，肉松1大匙，小黄瓜、胡萝卜各1/2根，蛋1个，大的海苔片适量。

调味料

醋、砂糖各1大匙，盐1/2小匙。

做法

❶ 调味料混合调匀成酱汁。

❷ 米煮熟成米饭，均匀拌入酱汁，用扇子扇凉。

❸ 蛋打散成蛋液，倒入油锅中，煎成饼状，起锅切成丝。

❹ 小黄瓜、胡萝卜均切条。

❺ 将饭平均铺在海苔上，撒上肉松，铺上蛋丝、小黄瓜条、胡萝卜条，以竹帘卷起，压紧，切段即可食用。

盐烤带鱼

材料

带鱼1片，盐、柠檬汁适量。

做法

❶ 带鱼洗净，在鱼的两面划几刀，较易熟透。

❷ 在鱼身抹上盐后，放入200℃烤箱烤15分钟。

❸ 食用前淋上柠檬汁即可。

TIPS 带鱼有刺，1~2岁的宝宝，须由父母先把鱼刺挑出来；等到宝宝会自行控制餐具后，才让他学习自行吃鱼，但吃鱼时须让宝宝专心，不要和其他菜一起吃，以免吃到鱼刺。

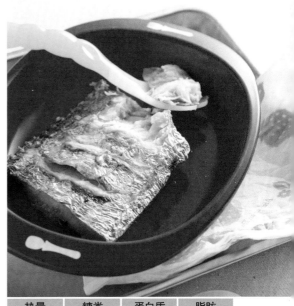

热量	糖类	蛋白质	脂肪
23.2千卡	0.1克	3.9克	0.8克

牡蛎豆腐

材料

牡蛎2粒，传统豆腐2/3块，葱花、蒜末、香菇素蚝油、淀粉少许。

做法

❶ 牡蛎蘸淀粉，放入开水中氽烫，沥干水分。

❷ 豆腐切小块。

❸ 热一油锅，爆香蒜末葱花，放入豆腐、香菇素蚝油，煮至入味，再放入牡蛎，煮熟即可。

TIPS
牡蛎富含锌，若缺乏锌的宝宝会生长迟缓、消化不良、胃口差。

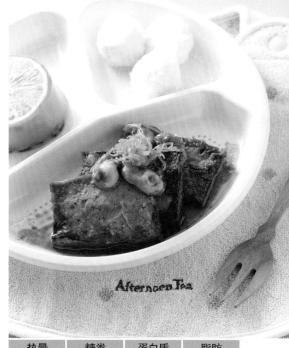

热量	糖类	蛋白质	脂肪
37.2千卡	3克	3.6克	1.2克

豆干炒肉丝

材料

豆干1块，猪肉丝25克，葱1段。

调味料

酱油2小匙，糖1/2小匙，香油1小匙。

做法

❶ 豆干切条；葱切小段；猪肉丝用酱油略腌。

❷ 热一油锅，用小火爆香葱段，放入豆干、糖、香油，转大火，炒2分钟至水分收干，加入猪肉丝，炒熟即可。

TIPS
豆腐比肉类多了膳食纤维；若是吃素，建议小朋友吃蛋奶素，若吃全素，须另外增加海带类食物，以补充维生素B$_{12}$的来源。

热量	糖类	蛋白质	脂肪
66.3千卡	1.4克	5.5克	4.3克

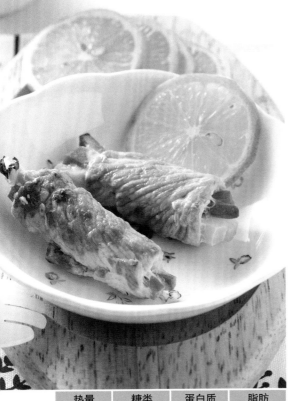

猪肉蔬菜卷

材料

猪腿肉薄片2片，绿竹笋1根，胡萝卜1根，柠檬适量。

调味料

盐、胡椒、味淋少许。

做法

❶ 绿竹笋以滚水烫过，切条状。

❷ 胡萝卜切条，以开水汆烫。

❸ 将猪肉片摊开，将胡萝卜、绿竹笋卷起，撒上盐、胡椒。

❹ 热一油锅，猪肉卷接缝处朝下，入锅煎熟，翻面，转小火，煎至全熟，加入味淋，煎至水分收干，起锅。

❺ 猪肉卷对半斜切，淋上柠檬汁即可。

热量	糖类	蛋白质	脂肪
68.2千卡	2.6克	6.8克	3.4克

肉丝炒芹菜

材料

芹菜50克，里脊肉20克，芥花油1小匙，蒜末、姜末少许。

调味料

酱油、盐少许。

做法

❶ 芹菜去硬梗切段；里脊肉切丝，用酱油略腌。

❷ 热锅加芥花油，爆香蒜末、姜末，放入芹菜、肉丝，炒熟，加入盐，炒匀即可。

TIPS

芹菜特有的香味，会促进食欲，也因本身有香味，所以少放点盐，也不会太影响口感。

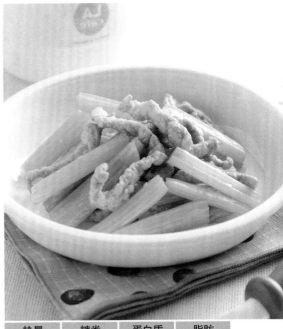

热量	糖类	蛋白质	脂肪
37.3千卡	0.6克	2.2克	2.9克

起司菠菜牛肉卷

材料

牛腿肉薄片2片，菠菜2根，起司2小匙，橄榄油1小匙，西红柿1个。

调味料

盐、胡椒各1小匙。

做法

❶ 西红柿切小丁。

❷ 菠菜在加盐的开水中汆烫后，再过冰水，沥干，切除根部（只取菜叶），和盐、胡椒拌匀。

❸ 牛腿肉薄片摊平，包入菠菜、起司，用牙签固定。

❹ 热一油锅，放入牛肉卷，煎熟，加入西红柿丁，炖煮至熟即可。

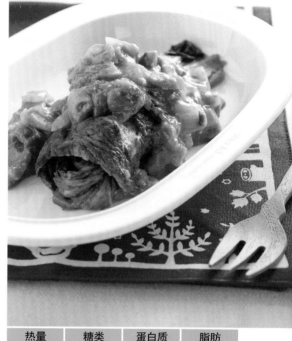

热量	糖类	蛋白质	脂肪
128.7千卡	6.7克	10.4克	6.7克

青椒炒牛肉

材料

青椒1/3个，牛肉40克，色拉油1小匙，大蒜1头。

调味料

酱油1小匙，糖1/2小匙。

做法

❶ 青椒、牛肉均切丝；大蒜切末。

❷ 牛肉用酱油略腌15分钟。

❸ 热一油锅，爆香大蒜末，放入牛肉丝，炒至半熟，捞起。

❹ 锅中放入青椒、糖，炒至熟软入味，再放入牛肉，炒熟即可。

TIPS

牛肉虽然可以吃半生熟，但对宝宝来说还是要吃全熟。

热量	糖类	蛋白质	脂肪
64.4千卡	4.3克	3.7克	3.6克

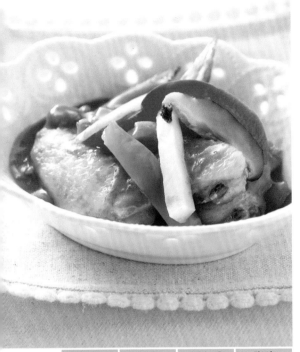

热量	糖类	蛋白质	脂肪
163.1千卡	16.4克	8.4克	7.1克

柠檬风味烩鸡翅

材料

鸡翅2只，香菇2朵，竹笋1小块，洋葱1/4个，红椒、青椒各2片，姜末、蒜末少许。

调味料

西红柿酱、水各1大匙，砂糖、柠檬汁各1～1.5大匙，酱油、盐、胡椒、酒少许。

做法

❶ 在鸡翅内侧划刀；干香菇泡水至软。

❷ 除姜、蒜以外蔬菜均切条状。

❸ 鸡翅用盐、胡椒、油略腌，放入电锅煮熟。

❹ 热油锅，爆香姜末、蒜末，加调味料煮匀，放入所有食材烩煮熟即可。

甜豆荚炒鸡肉

材料

甜豆荚60克，樱花虾1克，鸡胸肉30克，沙茶酱1/2小匙，酱油少许。

做法

❶ 甜豆荚去老筋，用加盐的开水烫熟，过冷水，沥干。

❷ 鸡胸肉切小块。

❸ 热一油锅，爆香樱花虾、沙茶酱，再放酱油、鸡胸肉、甜豆荚炒熟即可。

TIPS 　樱花虾富含钙质，有益宝宝的骨骼发育。

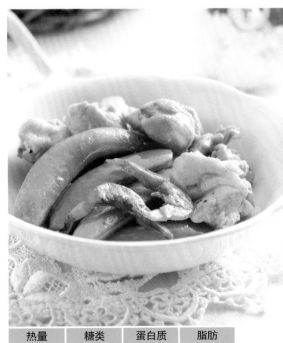

热量	糖类	蛋白质	脂肪
38.2千卡	2.6克	3.8克	1.4克

猪蹄冻

材料

去骨蹄脚（含皮较多的部分）1斤，花椒少许，枸杞子适量，盐、酱油、冰糖各1大匙，老姜1/4条，姜片少许。

做法

❶ 煮一锅开水，放入所有材料，慢火炖煮2小时。

❷ 取出猪蹄，切成小片。

❸ 猪蹄汤过滤杂质，将1/2的汤倒入模型中，放入猪蹄肉片，放凉，待猪蹄冻快成形时，再倒入剩余汤汁，放入冰箱冷藏。

❹ 食用前，将猪蹄冻切片即可。

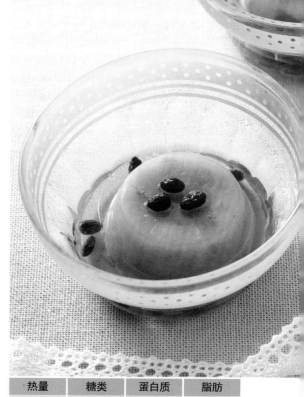

热量	糖类	蛋白质	脂肪
37.46千卡	0.86克	0.57克	0.86克

胡萝卜煎蛋

材料

胡萝卜1/4条，蛋1个，葵花油1小匙。

做法

❶ 胡萝卜切丝；蛋打散成蛋液。

❷ 将胡萝卜、蛋液混合拌匀。

❸ 以葵花油热锅，倒入胡萝卜蛋液，煎熟，再切成方便食用的条状即可。

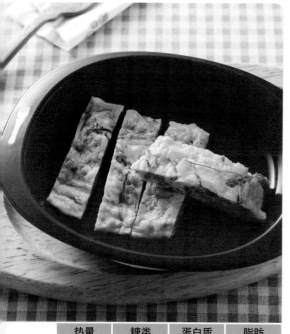

TIPS

胡萝卜富含胡萝卜素，可转换成维生素A，能促进眼睛健康和维持上皮组织的完整性。胡萝卜素属于脂溶性的营养素，须用油炒，才能够带出其营养。

热量	糖类	蛋白质	脂肪
72.8千卡	1.7克	3.9克	5.6克

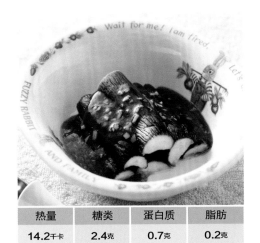

凉拌茄子

2人份

材料

茄子1/2根，大蒜1粒，素蚝油1/2小匙。

做法

❶ 茄子切条状，用加盐的开水烫熟，捞起，泡冰水过凉后捞起沥干。

❷ 大蒜切末，和素蚝油拌匀，淋在茄子上即可食用。

热量	糖类	蛋白质	脂肪
14.2千卡	2.4克	0.7克	0.2克

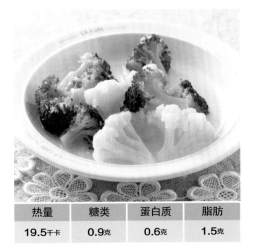

炒双花

2人份

材料

菜花、西兰花各2朵，橄榄油1/2小匙，盐少许，大蒜1/2头。

做法

❶ 菜花、西兰花均切小朵；大蒜切末。

❷ 热一油锅，加入橄榄油，爆香蒜末，加入西兰花、菜花、盐，炒熟即可。

热量	糖类	蛋白质	脂肪
19.5千卡	0.9克	0.6克	1.5克

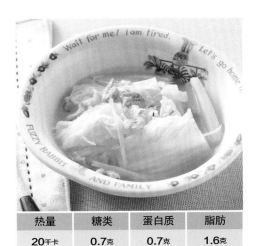

开阳白菜

2人份

材料

包心白菜50克，虾米、姜丝少许。

做法

❶ 包心白菜切段。

❷ 热一油锅，爆香虾米、姜丝，加入包心白菜，煮至熟烂即可。

热量	糖类	蛋白质	脂肪
20千卡	0.7克	0.7克	1.6克

双菇浓汤

材料

杏鲍菇、秀珍菇60克，洋葱30克，蒜末少许，牛奶240毫升，橄榄油1小匙，面粉1大匙，高汤1杯。

调味料

盐、胡椒少许。

做法

❶ 杏鲍菇、秀珍菇、洋葱均切片。

❷ 热一油锅，加入橄榄油，爆香洋葱、蒜末，加入面粉、杏鲍菇、秀珍菇炒匀，加入1杯高汤煮滚，再倒入果汁机，搅打至匀。

❸ 另起一汤锅，倒入做法2食材和牛奶，用小火煮开，加盐、胡椒拌匀即可。

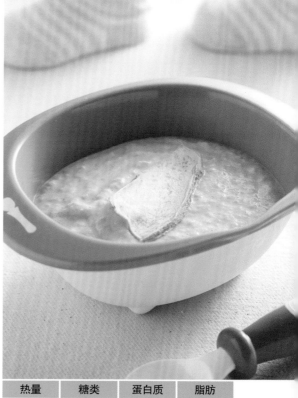

热量	糖类	蛋白质	脂肪
123.3千卡	9.9克	5.4克	6.9克

玉米浓汤

材料

玉米酱、玉米粒各1/4罐，蛋1个，胡萝卜丁5克，高汤适量。

做法

❶ 蛋打散成蛋液。

❷ 起一汤锅，加入高汤煮滚，再放入玉米酱、玉米粒拌匀，加入胡萝卜丁煮开，最后倒入蛋液，煮开即可。

热量	糖类	蛋白质	脂肪
99.7千卡	11.7克	4.9克	3.7克

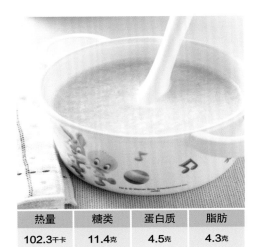

热量	糖类	蛋白质	脂肪
102.3千卡	11.4克	4.5克	4.3克

圆白菜浓汤

材料

圆白菜40克，洋葱1/6颗，土豆1/4个，牛奶1杯，高汤适量。

做法

❶ 圆白菜、洋葱、土豆均切丁。

❷ 起一汤锅，倒入高汤煮开，放入圆白菜、洋葱、土豆，炖煮至熟软。

❸ 将圆白菜汤倒入果汁机中搅打至匀。

❹ 另起一汤锅，倒入圆白菜汤、牛奶，煮开即可。

丝瓜蛤蜊汤

材料

丝瓜1/2条，蛤蜊8个，姜丝少许，水适量。

做法

❶ 丝瓜切滚刀块；蛤蜊泡水吐沙。

❷ 起一汤锅，倒入适量的水，煮开，加入姜丝、丝瓜，煮至丝瓜熟软，加入蛤蜊，煮熟即可。

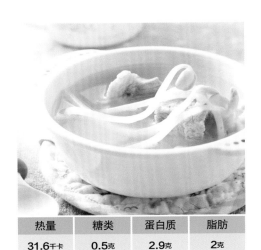

热量	糖类	蛋白质	脂肪
12.9千卡	1.9克	1.1克	0.1克

黄豆芽排骨汤

材料

黄豆芽30克，排骨2块，高汤适量。

做法

❶ 排骨切小块，氽烫去血水。

❷ 起一汤锅，倒入高汤，煮开，放入排骨，炖煮至熟，加入豆芽煮熟即可。

热量	糖类	蛋白质	脂肪
31.6千卡	0.5克	2.9克	2克

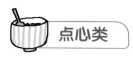

红豆汤

2人份

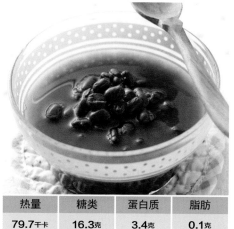

材料

红豆2大匙，糖1大匙，水1.5碗。

做法

❶ 红豆泡水2小时。

❷ 取内锅，倒入红豆、1碗水、糖，放入电锅内，外锅加1/2碗的水，焖煮至熟软即可。

热量	糖类	蛋白质	脂肪
79.7千卡	16.3克	3.4克	0.1克

芋头西米露

2人份

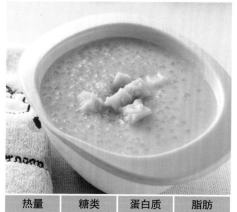

材料

芋头1/2个，西谷米1小匙，糖20克，全脂牛奶240毫升，椰浆30毫升，水适量。

做法

❶ 芋头去皮，切小块。取一锅，加入适量水、西谷米煮开，关火焖至西谷米呈透明状，捞起，浸泡冰水。

❷ 牛奶、椰浆、糖拌匀，和芋头一起倒入锅中，炖煮至芋头熟软。

❸ 将西谷米和做法2食材混合拌匀即可。

热量	糖类	蛋白质	脂肪
169.9千卡	24.8克	5.3克	5.5克

莲子银耳汤

2人份

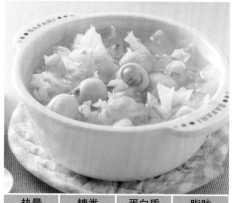

材料

莲子10粒，干银耳3朵，糖2小匙。

做法

❶ 干莲子泡水4小时（若是新鲜莲子则不必泡水，去心洗净即可）：干银耳以热水泡开。

❷ 取内锅，倒入莲子、银耳，放入电锅中，炖煮至熟软后，加糖拌匀即可食用。

热量	糖类	蛋白质	脂肪
57.81千卡	10.7克	1.93克	0.81克

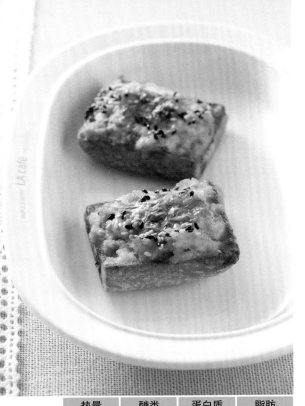

虾仁吐司

2人份

材料

吐司、紫苏叶各2片，山药1小段，草虾2只，蛋白适量，黑、白芝麻、淀粉少许。

调味料

盐、酱油、味淋、酒、蛋白少许。

做法

❶ 草虾去壳，挑出肠泥，剁碎；山药去皮，蒸熟，捣成泥。

❷ 将草虾、调味料、山药泥混匀。

❸ 吐司单面沾少许淀粉，抹上做法2食材，撒上黑、白芝麻，放片紫苏叶。

❹ 热一油锅，待油温至160℃，放入吐司，慢慢提高油温炸至透，起锅前转大火炸一下，捞起，沥干即可。

热量	醣类	蛋白质	脂肪
57.81大卡	10.7克	1.93克	0.81克

红薯球

2人份

材料

红薯1/2根，糖粉1小匙，红薯粉1大匙，糯米粉2小匙，水适量。

做法

❶ 红薯去皮，切小块，用电锅蒸熟，压成泥。

❷ 红薯泥、糖粉、红薯粉、糯米粉和水混匀，搓揉成小球状。

❸ 热一油锅，放入红薯球，用小火油炸，不断翻动；红薯球浮出油面时，用锅铲按压，红薯球才会呈中空状。

❹ 红薯球表面炸成金黄色，转大火将油分逼出，即可起锅。

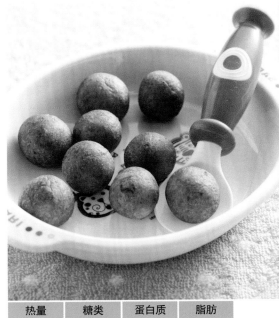

热量	糖类	蛋白质	脂肪
296.4千卡	62.2克	0.2克	5.2克

香蕉蛋糕

材料

A料：过筛低筋面粉140克，过筛泡打粉1¼茶匙，细砂糖100克，盐1/4小匙。

B料：橄榄油80毫升，鸡蛋2个。

C料：牛奶50毫升，熟香蕉1根去皮切片。

做法

❶ 烤模抹上一层薄薄的橄榄油或铺上烤盘纸，预热烤箱至175℃。

❷ 将A料混合均匀与B料放入打蛋盆中，使用电动搅拌器，搅打至颜色发白且体积变大，加入C料拌匀。

❸ 将拌匀后的料倒入烤模，烘烤40分钟，取出，静置5分钟再将蛋糕倒出即可。

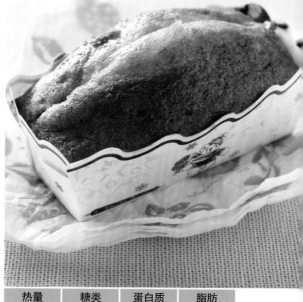

热量	糖类	蛋白质	脂肪
121.11千卡	14.19克	1.8克	6.35克

草莓冰沙

材料

草莓9颗。

做法

❶ 草莓洗净，放入冰箱冰冻。

❷ 待草莓结冻后，放入果汁机打成冰沙状即可。

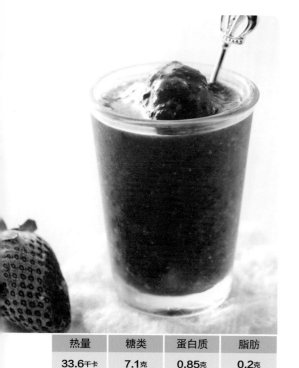

热量	糖类	蛋白质	脂肪
33.6千卡	7.1克	0.85克	0.2克

TIPS
1~3岁的宝宝，维生素C每日足够摄取量为40毫克，中型草莓9颗就含有105毫克的维生素C。

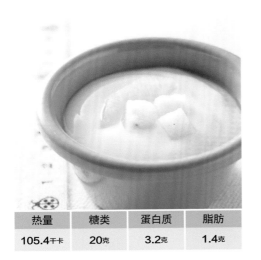

橙子苹果酸奶

材料

酸奶1盒，橙子、苹果各1/2个。

做法

❶ 橙子、苹果均去皮，切小块。

❷ 将橙子块、苹果块和酸奶拌匀即可。

热量	糖类	蛋白质	脂肪
105.4千卡	20克	3.2克	1.4克

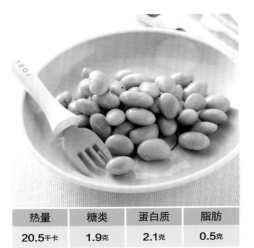

水煮毛豆

材料

毛豆40克，盐、黑胡椒适量。

做法

❶ 煮一锅开水，加入盐和毛豆，煮开，转小火焖煮至熟，捞起。

❷ 毛豆去壳装盘，撒上黑胡椒即可。

热量	糖类	蛋白质	脂肪
20.5千卡	1.9克	2.1克	0.5克

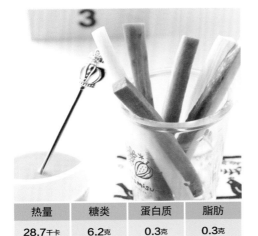

蔬菜条沙拉

材料

西芹、小黄瓜各1/2根，胡萝卜1/3根，芒果1/4个，酸奶1/2罐。

做法

❶ 芒果、酸奶放入果汁机中，搅打均匀，做成蘸酱。

❷ 西芹、胡萝卜、小黄瓜均切条状，食用时蘸酱即可。

热量	糖类	蛋白质	脂肪
28.7千卡	6.2克	0.3克	0.3克

雪花糕

材料

玉米粉、糖各2小匙，奶粉1大匙，椰浆2大匙，鸡蛋1个，椰子粉1小匙，水40毫升。

做法

❶ 玉米粉和10毫升的水混匀；奶粉和30毫升的水混匀；鸡蛋取蛋清。

❷ 将玉米粉、奶粉、椰浆混匀倒入锅内，边搅动边煮成浓稠状，起锅。

❸ 蛋清放入碗中，加糖打发，和做法2食材混匀，倒入模型，放入冰箱冷藏。

❹ 食用时，蘸上椰子粉即可。

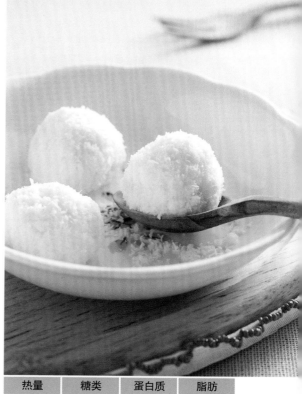

热量	糖类	蛋白质	脂肪
109.2千卡	16.25克	2.95克	3.6克

腰果奶

材料

腰果15粒，糖2小匙，牛奶240毫升。

做法

腰果、牛奶、糖倒入果汁机中，搅打均匀即可。

TIPS　腰果含有不饱和脂肪酸，也是人体所需的必需脂肪酸，是提供作为人体组织和细胞膜、皮肤的组成营养元素之一。

热量	糖类	蛋白质	脂肪
159.4千卡	13克	5.7克	9.4克

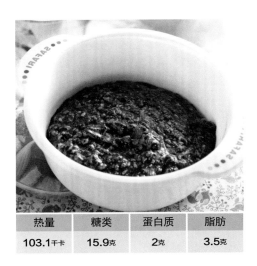

热量	糖类	蛋白质	脂肪
103.1千卡	15.9克	2克	3.5克

芝麻糊

2人份

材料

玉米粉1小匙，现磨黑芝麻、蓬莱米、冰糖各1大匙，水2杯。

做法

❶ 以干锅分别炒香黑芝麻和蓬莱米。

❷ 将黑芝麻、蓬莱米放入食物搅拌机，加入水，搅打至看不见颗粒。

❸ 将做法2食材倒入锅中，加入玉米粉，以小火慢煮，并不停搅动以免沾锅，煮透后加入冰糖，拌匀即可。

鳄梨牛奶

2人份

材料

鳄梨果肉1个，牛奶240毫升。

做法

将鳄梨果肉、牛奶放入果汁机中，搅打均匀即可食用。

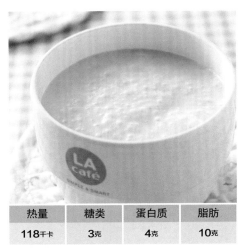

热量	糖类	蛋白质	脂肪
118千卡	3克	4克	10克

蔓越莓酸奶

2人份

材料

酸奶1盒，蔓越莓4颗。

做法

将蔓越莓和酸奶拌匀即可食用。

TIPS 蔓越莓在超市或有机店都有卖，1次吃不完，可以冰冻起来，食用前再解冻，以保持其营养价值。

热量	糖类	蛋白质	脂肪
110.6千卡	16.1克	3.9克	3.4克

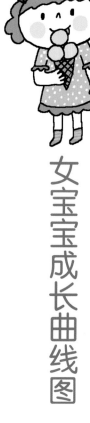

女宝宝成长曲线图

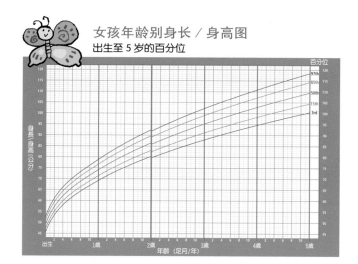

女孩年龄别身长／身高图
出生至 5 岁的百分位

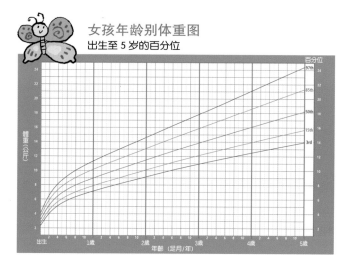

女孩年龄别体重图
出生至 5 岁的百分位

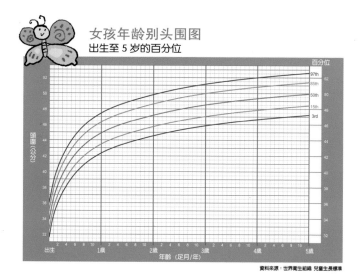

女孩年龄别头围图
出生至 5 岁的百分位

資料來源：世界衛生組織 兒童生長標準

男孩年龄别身长／身高图
出生至 5 岁的百分位

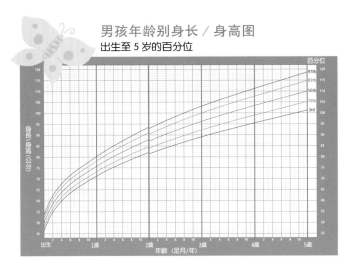

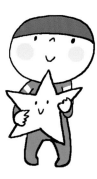

男孩年龄别体重图
出生至 5 岁的百分位

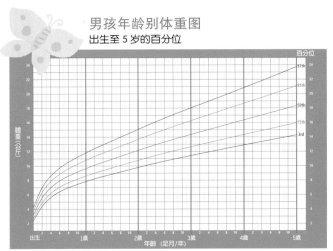

男宝宝成长曲线图

男孩年龄别头围图
出生至 5 岁的百分位

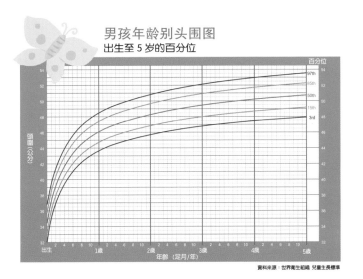

資料來源：世界衛生組織 兒童生長標準

图书在版编目（CIP）数据

婴幼儿饮食，这样吃最健康 / 叶庭吉, 李婉萍主编
. -- 南京：江苏凤凰科学技术出版社, 2015.4
（含章·食在好健康系列）
ISBN 978-7-5537-3706-5

Ⅰ.①婴… Ⅱ.①叶… ②李… Ⅲ.①婴幼儿 – 营养
卫生 Ⅳ.①R153.2

中国版本图书馆CIP数据核字(2014)第195732号

中文简体字@2015年出版
本书经台湾人类智库数位科技股份有限公司正式授权，同意经
由凤凰含章文化传媒（天津）有限公司出版中文简体字版本。非经
书面同意，不得以任何形式任意重制、转载。

江苏省版权局著作权合同登记　图字：10-2014-348 号

婴幼儿饮食，这样吃最健康

主　　　编	叶庭吉	李婉萍	
责 任 编 辑	张远文	葛　昀	
责 任 监 制	曹叶平	周雅婷	

出 版 发 行	凤凰出版传媒股份有限公司
	江苏凤凰科学技术出版社
出版社地址	南京市湖南路 1 号 A 楼，邮编：210009
出版社网址	http://www.pspress.cn
经　　　销	凤凰出版传媒股份有限公司
印　　　刷	北京旭丰源印刷技术有限公司

开　　　本	718mm×1000mm　1/16
印　　　张	14
插　　　页	4
字　　　数	210 千字
版　　　次	2015 年 4 月第 1 版
印　　　次	2015 年 4 月第 1 次印刷

标 准 书 号	ISBN 978-7-5537-3706-5
定　　　价	39.80 元

图书如有印装质量问题，可随时向我社出版科调换。

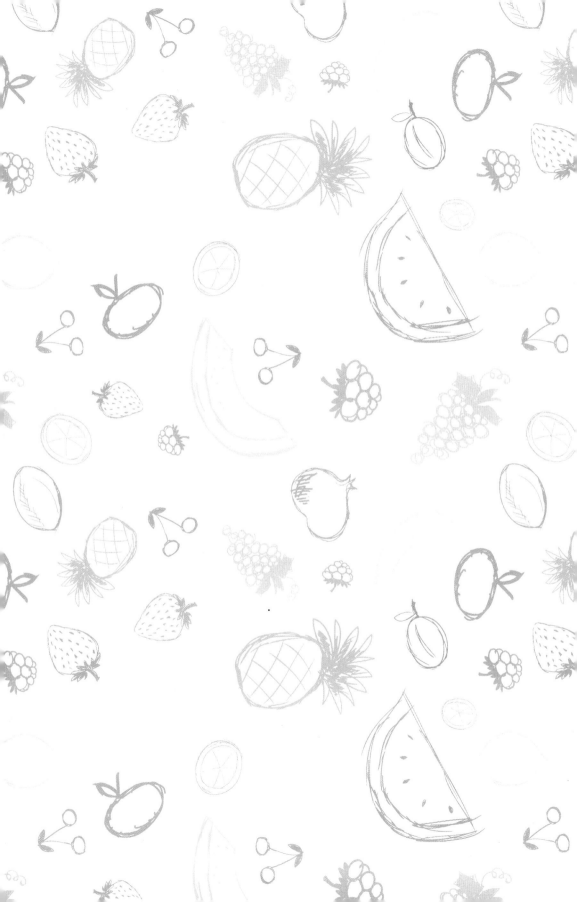

品质悦读 ｜ 畅享生活